## "新思想在浙江的萌发与实践"系列教材

# 编委会

主　编：任少波

编　委：（按姓氏笔画排序）

王永昌　叶　松　朱　慧　朱世强

刘　亭　刘同舫　刘艳辉　刘继荣

李小东　张　彦　张光新　张丽娜

胡　坚　胡　炜　柏　浩　夏群科

徐国斌　郭文刚　盛世豪　傅方正

"新思想在浙江的萌发与实践"系列教材

主编　任少波

# 从"健康浙江"到"健康中国"

## From
## "Healthy Zhejiang"
## to
## "Healthy China"

吴息凤　主编

ZHEJIANG UNIVERSITY PRESS
浙江大学出版社
·杭州·

图书在版编目(CIP)数据

从"健康浙江"到"健康中国"/吴息凤主编. —
杭州:浙江大学出版社,2022.8(2024.8重印)
ISBN 978-7-308-23019-3

Ⅰ.①从… Ⅱ.①吴… Ⅲ.①医疗保健事业－研究－
浙江 Ⅳ.①R199.2

中国版本图书馆 CIP 数据核字(2022)第 164618 号

## 从"健康浙江"到"健康中国"

吴息凤　主编

| | |
|---|---|
| 出 品 人 | 褚超孚 |
| 总 编 辑 | 袁亚春 |
| 策划编辑 | 黄娟琴 |
| 责任编辑 | 王元新 |
| 责任校对 | 张　英　徐　霞 |
| 封面设计 | 程　晨 |
| 出版发行 | 浙江大学出版社 |
| | (杭州市天目山路 148 号　邮政编码 310007) |
| | (网址:http://www.zjupress.com) |
| 排　　版 | 杭州朝曦图文设计有限公司 |
| 印　　刷 | 浙江省邮电印刷股份有限公司 |
| 开　　本 | 710mm×1000mm　1/16 |
| 印　　张 | 17.75 |
| 字　　数 | 210 千 |
| 版 印 次 | 2022 年 8 月第 1 版　2024 年 8 月第 3 次印刷 |
| 书　　号 | ISBN 978-7-308-23019-3 |
| 定　　价 | 39.00 元 |

# 本书编委会名单（按姓氏笔画排序）

马伟杭　浙江省医院协会
叶招明　浙江大学医学院附属第二医院
朱　炜　浙江省卫生健康委员会中医药传承创新处
朱　慧　浙江大学党委办公室、校长办公室
刘征宇　浙江省体育局政策法规处
江南艳　浙江省卫生健康委员会科技教育处
李　华　浙江省体育局
李　鲁　浙江大学公共卫生学院
吴息凤　浙江大学公共卫生学院
吴朝晖　浙江省卫生健康监测与评价中心
张新卫　浙江省卫生健康委员会健康促进与评价处
陈　忠　浙江中医药大学
陈　智　浙江大学传染病诊治国家重点实验室
罗　彬　浙江省卫生健康委员会卫生应急办公室
周旭东　浙江大学公共卫生学院
赵学平　浙江省体育局政策法规处

胡　玲　浙江省卫生健康委员会基层卫生处

姜敏敏　浙江树人学院树兰国际医学院

姚　强　浙江省卫生健康委员会疾病预防控制处

顾亚明　浙江省卫生健康委员会体制改革处

徐小林　浙江大学公共卫生学院

徐　勇　浙江省体育局群众体育处

高　奕　浙江省爱国卫生发展中心

唐秋生　浙江省卫生健康委员会健康促进与评价处

蒋　曦　浙江省卫生健康委员会卫生应急办公室

谢国建　浙江省卫生健康委员会中医药综合管理处

# 序

　　浙江是中国革命红船起航地、改革开放先行地、习近平新时代中国特色社会主义思想重要萌发地。习近平同志在浙江工作期间，作出了"八八战略"重大决策部署，先后提出了"绿水青山就是金山银山""腾笼换鸟、凤凰涅槃"等科学论断，作出了平安浙江、法治浙江、数字浙江、文化大省、生态省建设、山海协作及加强党的执政能力建设等重要部署，推动浙江经济社会发展取得前所未有的巨大成就。2020年3月29日至4月1日，习近平总书记到浙江考察，提出浙江要坚持新发展理念，坚持以"八八战略"为统领，干在实处、走在前列、勇立潮头，努力成为新时代全面展示中国特色社会主义制度优越性的重要窗口。2021年6月，中共中央、国务院发布《关于支持浙江高质量发展建设共同富裕示范区的意见》，赋予浙江新的使命和任务。习近平新时代中国特色社会主义思想在浙江的萌发与实践开出了鲜艳的理论之花，结出了丰硕的实践之果，是一部中国特色社会主义理论的鲜活教科书。

　　走进新时代，高校在宣传阐释新思想、培养时代新人方面责无旁贷。浙江大学是一所在海内外具有较大影响力的综合型、研究型、创新型大学，同时也是中组部、教育部确定的首批全国干部教育培训基地。习近平同志曾18次莅临浙江大学指导，对学校改革发展作出了一系列重要指示。我们编写本系列教材，就是要充分发挥浙江"三个地"的政治优势,将新思想在浙江的萌发与实践作为开展干部培训的重要内容,作为介绍浙江努力打造新时代"重要窗口"的案例样本,作为浙江大学办学的重要特色,举全校之力高质量教育培训干部,高水平服务党和国家事业发展。同时,本系列教材也将作为高校思想政治理论课的重要教材,引导师生通过了解浙江改革发展历程,深切感悟新思想的理论穿透力和强大生命力,深入感知国情、省情和民情,让思想政治理论课更加鲜活,让新思想更加入脑入心,打造具有浙江大学特色的高水平干部培训和思想政治教育品牌。

实践是理论之源,理论是行动先导。作为改革开放先行地,浙江坚持"八八战略",一张蓝图绘到底,全面客观分析世情、国情和省情与浙江动态优势,扬长避短、取长补短走出了符合浙江实际的发展道路;作为乡村振兴探索的先行省份,浙江从"千村示范、万村整治"起步,以"山海协作"工程为重大载体,逐步破除城乡二元结构,有效整合工业化、城市化、农业农村现代化,统筹城乡发展,率先在全国走出一条以城带乡、以工促农、山海协作、城乡一体发展的道路;作为"绿水青山就是金山银山"理念的发源地和率先实践地,浙江省将生态建设摆到重要位置统筹谋划,不断强化环境治理和生态省建设,打造"美丽浙江",为"绿色浙江"的建设迈向更高水平、更高境界指明了前进方向和战略路径;作为经济转型发展的先进省份,浙江坚持以发展为第一要务,以创新为第一动力,通过"立足浙江发展浙江","跳出浙江发展浙江",在"腾笼换鸟"中"凤凰涅槃",由资源小省发展成为经济大省、开放大省。

在浙江工作期间,习近平同志怀着强烈的使命担当,提出加强党的建设"巩固八个方面的基础,增强八个方面的本领"的总体战略部署,从干部队伍和人才队伍建设、基层组织和党员队伍建设、党的作风建设与反腐败斗争等方面坚持和完善党的领导,有力推进了浙江党的建设走在前列、发展走在前列。在浙江工作期间,习近平同志以高度的文化自觉,坚定文化自信、致力文化自强,科学提炼了"求真务实、诚信和谐、开放图强"的"浙江精神",对浙江文化建设作出了总体部署,为浙江文化改革发展指明了前进方向。在浙江工作期间,习近平同志积极推进平安浙江、法治浙江、文化大省建设。作为"平安中国"先行先试的省域样本,浙江被公认为全国最安全、社会公平指数最高的省份之一。在浙江工作期间,习近平同志着力于发展理念与发展实践的有机统一,着力于发展观对发展道路的方向引领,着力于浙江在区域发展中的主旨探索、主体依靠、关系处理及实践经验的总体把握,深刻思考了浙江发展的现实挑战、面临困境、发展目标、依靠动力和基本保障等一系列问题,在省域层面对新发展理念进行了思考与探索。

从"绿水青山就是金山银山"理念到"美丽中国",从"千万工程"到"乡村振兴",从"法治浙江"到"法治中国",从"平安浙江"到"平安中国",从"文化大省"到"文化强国",从"数字浙江"到"数字中国",从对内对外开放到双循环新格局……可以清晰地看到,习近平同志在浙江的重大战略布局、改革发展举措及创新实践经验,体现了新思想萌发与实践的重要历程。

浙江的探索与实践是对新思想鲜活、生动、具体的诠释,对党政干部培训和高校思想政治理论课教学而言,就是要不断推动新思想进学术、进学科、进课程、进培训、进读本,使新思想落地生根、入脑入心。本系列教材由浙江省有关领导干部、专家及浙江大学知名学者执笔,内容涵盖"八八战略"、新发展理念、"绿水青山就是金山银山"理念、乡村振兴、"千万工程"、"山海协作"、县域治理、"腾笼换鸟"、对内对外开放、党的建设、新时代"枫桥经验"、平安浙江、法治浙江、数字浙江、健康浙江、民营经济、精神引领、文化建设、创新强省等重要专题。浙江省以习近平新时代中国特色社会主义思想为指引,全面贯彻党中央各项决策部署,统筹推进"五位一体"总体布局,协调推进"四个全面"战略布局,坚持稳中求进工作总基调,坚持新发展理念,坚持以"八八战略"为统领,一张蓝图绘到底,为社会各界深入了解浙江改革开放和社会主义现代化建设的成功经验提供有益的参考。

本系列教材主要有以下特色:一是思想性。教材以习近平新时代中国特色社会主义思想为指导,通过新思想在浙江的萌发与实践展现党的创新理论的鲜活力量。二是历史性。教材编写涉及的主要时期为2002年到2007年,并作适当延伸或回顾,集中反映浙江坚持一张蓝图绘到底,在新思想指导下的新实践与取得的新成就。三是现实性。教材充分展现新思想萌发与实践过程中的历史发展、典型案例、现实场景,突出实践指导意义。四是实训性。教材主要面向干部和大学生,强调理论学习与能力提升相结合,使用较多案例及分析,注重示范推广性,配以思考题和拓展阅读,加强训练引导。

"何处潮偏盛?钱塘无与俦。"奔涌向前的时代巨澜正赋予浙江新的期望与使命。起航地、先行地、重要萌发地相互交汇在这片神奇的土地上,浙江为新时代新思想的萌发、形成和发展提供了丰富的实践土壤。全景式、立体式展示浙江的探索实践,科学全面总结浙江的经验,对于学深悟透党的创新理论,用习近平新时代中国特色社会主义思想武装全党、教育人民具有重大意义。让我们不负梦想、不负时代,坚定不移地推进"八八战略"再深化、改革开放再出发,为建设社会主义现代化强国、实现中华民族伟大复兴的中国梦作出更大贡献。

感谢专家王永昌教授、胡坚教授、盛世豪教授、刘亭教授、张彦教授、宋学印特聘研究员对本系列教材的指导和统稿,感谢浙江大学党委宣传部、浙江大学继续教育学院(全国干部教育培训浙江大学基地)、浙江省习近平新时代中国特色社会主义思想研究中心浙江大学研究基地、浙江大学中国特色社会主义研究中心、浙江大学马克思主义学院、浙江大学出版社对本系列教材的大力支持,感谢各位作者的辛勤付出。由于时间比较仓促,书中难免有不尽完善之处,敬请读者批评指正。

是为序。

*"新思想在浙江的萌发与实践"*
*系列教材编委会*
*二〇二一年十二月*

# 前　言

人民健康是社会文明进步的基础。2002 年 10 月至 2007 年 3 月,习近平同志在浙江工作期间对浙江的卫生健康事业倾注了大量的心血,积累了宝贵的实践经验,提出了关于卫生与健康的重要论述。其中,"没有人民的健康就没有全面的小康,没有卫生的现代化就没有全省的现代化"的重要论断为全省推进"卫生强省"建设、在全国率先开展"健康浙江"战略研究提供了坚实的理论基础。在该论述的指导下,"健康浙江"建设在理论与实践两个方面都取得了显著成效。2016 年 8 月,习近平总书记在全国卫生与健康大会上对"健康中国"建设作出全面部署。2017 年 10 月,习近平总书记在党的十九大报告中提出"实施健康中国战略"。从"健康浙江"到"健康中国",可以看到习近平总书记关于卫生与健康重要论述的演进,既一脉相承又与时俱进。"健康中国"战略既是对卫生与健康事业的深刻总结,又是对新时代、新形势、新矛盾、新需求所作出的有效应对,为当今乃至未来我国卫生与健康事业发展提供了理论指引和行动指南。

浙江省一以贯之实施"八八战略",在实践中深入推进落实习近平总书记关于卫生与健康的重要论述,将"卫生强省"战略进一步丰富和发展为"健康浙江"战略。深入贯彻学习、研究、提炼、践行习近平总书记在浙江工作期间形成的健康发展战略对推进"健康中国"建设具有重大意义。为此,我们组织编写了《从"健康浙江"到"健康中国"》一书,共九章二十六节。主要就疾病预防与控制、以人为本深化医药卫生体制改革、基层卫生改革和城乡居民健康保障、中医中药发展、爱国卫生运动和建设美好家园行动、医学科教创新发展、健康环境建设以及全民健身公共服务体系等方面贯彻落实习近平关于卫生与健康重要论述展开。教材的编委来自于浙江省卫生健康委员会、浙江大学、浙江省中医药管理局、浙江省体育局、浙江中医药大学以及浙江树人大学等,这也体现了健康作为一项系统工程需要多部门协同参与的内涵。

本教材通过系统梳理和回顾习近平总书记关于卫生与健康相关论述的理论体系和具体实践,充分展现了浙江是"健康中国"的重要萌发地。为了帮助读者加深理解,每一章开篇都凝练了本章要点,配以与该章主题相关案例及其解析,结尾部分都设置了本章小结、思考题及拓展阅读。

编　者

2022 年 5 月

# 目　录

没有人民的健康就没有全面的小康,没有卫生的现代化就没有全省的现代化。

——摘自时任浙江省委书记习近平在调研浙江省卫生工作时的讲话(2003 年 12 月 19 日)[①]

# 第一章 概 论

## ◆◆ 本章要点

1. 浙江是习近平总书记曾经工作过的地方,他对浙江的卫生健康事业倾注了大量的心血,积累了宝贵的实践经验,形成了丰富的先进理念。在总结抗击"非典"疫情的经验后,时任浙江省委书记习近平以大卫生、大健康理念,从卫生现代化促进和保障全省经济社会现代化的高度,在全国率先提出"卫生强省"建设战略并取得显著成效,为率先建设"健康浙江"奠定了坚实的基础。浙江省委省政府在习近平大卫生、大健康重要论述的引领下,坚持一张蓝图绘到底,以提高人民健康水平为核心,以体制机制改革创新为动力,坚定不移推进"八八战略",率先提出并推动实施了"健康浙江"建设战略,为"健康中国"建设储备了丰富的理论基础和实践经验。

2. 浙江省一以贯之践行习近平大卫生、大健康重要论述,肩负习近平总书记"秉持浙江精神,干在实处、走在前列、勇立潮头"的

---

[①] 施扬.习近平在小营巷和省卫生厅调研时强调推进公共卫生建设保障群众身体健康[N].浙江日报,2003-12-20(01).

期望,一任接着一任干,相继实施了"六大工程"、新"六大工程"、重大国民健康行动计划、健康浙江行动等一系列行动计划,人民健康水平持续提高,卫生健康服务能力明显增强。

3. 浙江省积极创新建设思路,坚持以人民健康为中心,构建齐抓共管的大卫生、大健康工作格局,把"健康浙江"战略放到坚持完善中国特色社会主义制度和国家治理体系的大局中来思考、谋划、推进,加快建设优质高效的卫生健康服务体系,推进"健康浙江"建设制度化、规范化、标准化、科学化,从政策体系、工作体系、指标体系、评价体系等四个方面着力构建"健康浙江"建设的"四梁八柱"。


人民健康是社会文明进步的基础。没有全民健康,就没有全面小康。习近平总书记在全国卫生与健康大会上强调:"健康是促进人的全面发展的必然要求,是经济社会发展的基础条件,是民族昌盛和国家富强的重要标志,也是广大人民群众的共同追求。"习近平总书记的重要讲话深刻阐述了推进"健康中国"建设的重大意义,明确了新形势下卫生与健康工作的方针和目标,做出了加快推进"健康中国"建设的重大部署,是指导新形势下我国卫生与健康事业发展的理论指南。浙江省坚持新时代卫生健康工作方针,全面贯彻党的十九大精神和习近平总书记关于卫生与健康工作的重要论述,牢固树立大卫生、大健康理念,以"健康中国"战略为统领,在把握我国战略顶层设计、卫生健康事业发展未来趋势的基础上,统筹谋划全省卫生健康发展新思路,努力打造"健康中国"省域示范区。

# 第一节 健康发展战略在浙江的实践与探索[①②③④]

2002年10月至2007年3月,习近平同志在浙江工作期间对浙江的卫生健康事业倾注了大量的心血,积累了宝贵的实践经验,形成了丰富的先进理念。深入贯彻学习、提炼、研究、践行习近平同志在浙江工作期间形成的健康发展战略对推进"健康中国"建设具有重大意义。

## 一、发展历程

### (一)健康概念的演变

"卫生"在传统医学中指的是抵御外邪入侵,既有个人修身防病之意,也有对他人生命的主动防护之喻。现代意义的"卫生"概念则属于较为年轻的词,它受清朝光绪年间西方卫生知识、日本近代的"衛生"(eisei)用语与卫生制度以及中国传统医学等诸多理论思想的共同作用,逐步衍生为与 hygiene 相对应的现代概念。近代以后,"卫生"概念多与"清洁"联系在一起,使卫生不再是个人的事情,而是关乎社会防疫和国家兴亡,古义的"卫生"开始从内修的角度向公共角度转变。

随着时代的发展变化,"健康"不断被赋予新的内涵,既可以是

---

① 姚力.卫生工作方针的演进与健康中国战略[J].当代中国史研究,2018,25(3):35-43.

② 甄橙.国家与健康:健康中国的历史进程与思考[J].科学与现代化,2018(3):64-74.

③ 郑继伟,马林云,杨敬,等.区域视角下的健康发展战略选择——以浙江为例的实证研究[M].北京:科学出版社,2013.

④ 孙春兰.全面推进健康中国建设[N].人民日报,2020-11-27(06).

一种理想追求,也可以是一种功用。广义上,健康代表一个复杂组织系统的良好运行状态。狭义上,个体无病即健康。1977 年,美国学者恩格尔(G. L. Engel)在 *Science* 上发表《需要新的医学模式:对生物医学的挑战》一文,标志着人类对健康概念的认识由单一的生理健康模式转向"生理—心理—社会适应"综合健康模式。人类健康不仅仅是指躯体健康,还包括心理健康、社会适应良好和道德健康,是四个方面健康的有机统一。现阶段,健康理念已从医学、生物学等学科领域向生态学、地理学、社会学、经济学、系统学等其他学科渗透;其研究视野也逐渐从相对狭义的生物生命体的健康扩展到更广义的、非生物的复杂组织系统的健康上;其内涵也变得更加丰富充实。在生物学意义上,健康与疾病相对,但在一定条件下可以相互转化;在社会学意义上,健康是对劳动的胜任,疾病是劳动能力的丧失;在战略意义上,健康既是一种地区或国家责任,也是地区或国家发展状况和综合实力的体现。

**(二)"健康浙江"的由来**[①]

把人民生命安全和身体健康放在第一位。2003 年,面对突如其来的严重急性呼吸系统综合征(简称"非典")疫情,时任浙江省委书记习近平运筹帷幄、周密部署,带领浙江人民迎难而上,取得了抗击"非典"斗争重大胜利,同时更加坚定了推动全省卫生改革发展的决心和方向。2003 年 7 月 7 日,他在为期 3 天的县以上领导干部理论学习研讨班上指出,要"深入思考如何努力把人民群众的根本利益实现好、维护好、发展好,始终把人民生命安全和身体健康放在第一位,切实解决群众生产生活中的困难和问题"。8 月

---

① 张曦. 把人民生命安全和身体健康放在心里——习近平同志 2003 年领导浙江省抗击非典斗争纪事[N]. 人民日报,2020-06-15(01).

19日,他带领浙江省党政代表团赴新疆、青海考察。在近10天的考察行程中,他一路上与各市及厅局负责同志商议,强调一定要以农村为重点,加强基层卫生工作。他深知,农村卫生建设涉及面最广、人口最多、农民最需要、工作基础最薄弱,又最容易被忽视,因此是难度最大的问题。在习近平同志的大力推动下,浙江省委省政府相继出台一系列政策性文件。2003年8月26日,发布《浙江省人民政府关于建立新型农村合作医疗制度的实施意见(试行)》;8月29日,召开新型农村合作医疗试点工作会议,在桐庐等全省27个县(市、区)启动新型农村合作医疗试点工作,覆盖农村人口约1000万人;9月18日,浙江省政府办公厅印发《浙江省新型农村合作医疗试点工作方案(2003—2004年)》;11月24日,浙江省委省政府下发《关于进一步加强农村卫生工作的意见》。2003年12月19日,在毛泽东同志诞辰110周年和视察杭州市上城区小营巷卫生工作46周年纪念日前夕,习近平同志听取浙江省卫生厅的工作汇报后,来到小营巷调研。在随后召开的座谈会上,习近平同志提出"没有人民的健康,就没有全面的小康"的重要论断。他强调,要做实一件事,赢得万人心。

言必信、行必果,坚决推进"卫生强省"建设。2004年10月27日,在浙江省委第十一届七次全会上,浙江在全国率先提出建设"卫生强省"战略目标,决定要抓紧制定卫生强省建设规划,加大政府卫生投入,建立健全公共卫生体系,推进新型农村合作医疗制度建设;深化卫生体制改革,探索建立适应市场经济体制的卫生行政管理体制和医院管理体制;强化公众卫生健康教育和卫生法制教育,认真做好重大传染病防治等工作。2005年7月28日,习近平同志在浙江省委第十一届八次全会上再次明确提出:"没有健康就没有小康;没有卫生现代化,就没有全社会的现代化。"全会明确了建设"卫生强省"的六项重要任务:实施农民健康工程、公共卫生建设工程、社区健康促进工程、科教兴卫工程、"强院"工程和中医药攀登工程"六大工程"。2006年8月,浙江省发布了《浙江省卫生强省建设与"十一五"卫生发展规划纲要》,出台了"六大工程"实施方案及一系列配套文件。浙江全省各地也相继出台了"卫生强市""卫生强县"等举措,为浙江省全面建成小康社会,加快推进社会主义现代化奠定了扎实基础。

随着"卫生强省"战略推进,浙江省城乡居民健康状况显著增强。2010年,全省人均期望寿命为77.29岁,孕产妇死亡率为7.44/10万,人群主要健康指标达到中等偏上收入国家水平,人类发展指数(HDI)进入高收入国家行列[①]。全面建设小康社会的需要、人民过上幸福生活的需求促使浙江开展健康发展新战略的研究。"十二五"时期,浙江省围绕习近平大卫生、大健康重要论述积极探索,在全国率先开展"健康浙江"战略研究。2012年,浙江省政府工作报告明确提出制定实施"健康浙江"发展战略。2013年,《区域视角下的健康发展战略选择——以浙江为例的实证研究》出版,"健康浙江"发展战略理论体系初步形成。2015年,建设"健康浙江"正式被纳入《浙江省国民经济和社会发展第十三个五年规划纲要》。浙江省一以贯之实施"八八战略",习近平大卫生、大健康重要论述在浙江实践中深入和升华,"卫生强省"战略进一步丰富和发展为"健康浙江"战略。

---

① 郑继伟,马林云,杨敬,等.区域视角下的健康发展战略选择——以浙江为例的实证研究[M].北京:科学出版社,2013.

### （三）"健康中国"的提出

工业化、城镇化、人口老龄化、疾病谱变化、生态环境及生活方式变化等给维护和促进健康带来一系列新的挑战,健康服务供给总体不足与需求不断增长之间的矛盾突出,健康领域发展与经济社会发展的协调性有待增强,需要从国家战略层面统筹解决关系健康的重大和长远问题。

党的十八大以来,中国特色社会主义进入新时代,国家高度重视发展卫生与健康事业。2013 年 8 月,习近平总书记在会见世界卫生组织总干事陈冯富珍时指出:"中国政府坚持以人为本、执政为民,把维护人民健康权益放在重要位置。"明确表明了新一届中央政府对待人民健康的立场与态度。

保障全民健康是一个复杂的系统工程,它需要全体人民和各项社会事业的参与协作。2015 年 10 月,党的十八届五中全会提出"推进健康中国建设"的新目标,为实现中华民族伟大复兴的中国梦提供有力健康支撑。同年 12 月,《中共中央国务院关于打赢脱贫攻坚战的决定》发布,明确提出健全精准扶贫工作机制,抓好精准识别和建档立卡两个关键环节,为推进城乡一体化发展、逐步实现基本公共卫生服务均等化创造条件;完善全民医疗保险,实施健康扶贫工程,保障贫困人口享有基本医疗卫生服务,努力防止因病致贫、因病返贫;实施医疗救助脱贫,加大医疗救助、临时救助、慈善救助等帮扶力度,将贫困人口全部纳入重特大疾病救助范围,有效保障贫困人口大病医治。2016 年,国家卫生和计划生育委员会、国务院扶贫办公室、国家发展和改革委员会、教育部、科技部、民政部等 15 个中央部委联合发布了《关于实施健康扶贫工程的指导意见》,使得健康扶贫成为国家精准扶贫、精准脱贫基本方略的重要组成部分。

"没有全民健康,就没有全面小康。"2016 年 8 月,习近平总书记在全国卫生与健康大会上提出了"要把人民健康放在优先发展的战略地位""切实解决影响人民群众健康的突出环境问题""推动全民健身和全民健康深度融合""加强食品安全监管""努力减少公共安全事件对人民生命健康的威胁""为老年人提供连续的健康管理服务和医疗服务"等新思想新要求,对"健康中国"建设做出全面部署。同年 10 月,中共中央、国务院发布《"健康中国 2030"规划纲要》,全力推进"健康中国"建设。

2017 年 10 月,党的十九大报告提出:"实施健康中国战略。"2019 年 7 月,国务院印发了《关于实施健康中国行动的意见》。该意见强调,国家层面成立健康中国行动推进委员会,制定印发《健康中国行动(2019—2030 年)》。同时,国务院办公厅印发《健康中国行动组织实施和考核方案》。该方案提出,建立健全组织架构,依托全国爱国卫生运动委员会,成立健康中国行动推进委员会。这标志着以"健康中国"战略为顶层设计,以《"健康中国 2030"规划纲要》为行动纲领,以"健康中国行动"为抓手的国民健康促进和发展体系全面形成。

## 二、重要内涵

### (一)"健康浙江"发展战略

实施"健康浙江"发展战略,要按照全面建成与惠及全省人民小康社会目标相适应的总体要求,大力推进社会主义文化体制改革,全面深化医疗卫生体制改革,促进经济社会发展方式的转变和经济结构的转型升级,加快建立基本医疗卫生制度,加强和创新社会管理,实施优化健康服务、培育健康人群、加强健康管理、改善健康环境、发展健康产业和弘扬健康文化等六个关系国民健康的重大行动计划,全面提升浙江省人民的健康水平。

### (二)"健康中国"发展战略

习近平总书记在全国卫生与健康大会上强调,要把人民健康放在优先发展的战略地位,以普及健康生活、优化健康服务、完善健康保障、建设健康环境、发展健康产业为重点,加快推进健康中国建设,努力全方位、全周期保障人民健康,为实现"两个一百年"奋斗目标、实现中华民族伟大复兴的中国梦打下坚实的健康基础。

### 三、理论渊源

从"健康浙江"到"健康中国",可以看到习近平大卫生、大健康重要论述的演进,既一脉相承又与时俱进,既是对卫生与健康事业的深刻总结,又是对新时代、新矛盾、新形势所做出的有效应对,为当前乃至未来我国卫生与健康事业发展提供了理论指南。

### (一)习近平大卫生、大健康重要论述的浙江溯源[①]

习近平大卫生、大健康重要论述的产生有着深刻的背景:一是浙江发展进入新阶段,政府治理需要新思维,需要把大健康纳入"八八战略"的顶层设计。二是践行"绿水青山就是金山银山"理念和"腾笼换鸟""凤凰涅槃"的实践,为大健康营造了良好的环境条件和经济基础。三是面对前所未有的抗击"非典"的斗争,促成加快构建"防控结合"的大健康体系。四是人民群众就医看病遇到一些新问题,对深化以大健康为中心的医药卫生体制改革提出了新要求。五是浙江有较好的卫生与健康工作基础,有条件在建设大健康方面走在全国前列。

---

① 郭占恒.没有人民健康就没有全面小康[N].浙江日报,2017-8-18(06).

2002年10月至2007年3月,习近平同志在浙江工作期间发表了一系列关于大卫生大健康的重要论述,主要包括以下十大方面:没有健康就没有小康,必须把浙江建设成为卫生强省;实施农民健康工程,把农村卫生工作作为卫生强省建设的重中之重;实施公共卫生建设工程,建立和完善应对突发公共卫生事件防控体系;实施社区健康促进工程,进一步完善城乡社区卫生服务体系;实施科教兴卫工程,构建医药卫生创新体系,加强卫生队伍和医德医风建设;实施"强院"工程,做精做强一批现代医疗机构;实施中医药攀登工程,扶持传统中医药,开展中西医结合工作,推进中医药现代化;全面推进素质教育,突出培养受教育者的健全人格、创新精神和实践能力,促进德智体美全面发展;发展体育运动、增强人民体质,始终是一项具有战略意义的重大任务;加强党对卫生工作的领导,为推进卫生现代化建设提供根本保障。

**(二)国家视角下的卫生工作方针演进**

卫生问题与国家命运紧密地联系在一起。早在新民主主义革命时期,毛泽东同志在《长冈乡调查》一文中就指出:"疾病是苏区中一大仇敌,因为它减弱我们的力量。如长冈乡一样,发动广大群众的卫生运动,减少疾病以至消灭疾病,是每个乡苏维埃的责任。"新中国成立初期,毛泽东同志提出"必须把卫生、防疫和一般医疗工作看作一项重大的政治任务"。1952年12月,第二届全国卫生会议号召人民群众"动员起来,讲究卫生、减少疾病、保护健康、抗击敌人"。人民健康由此与爱国运动相联系,两者辩证地结合,形成了持续至今并不断创新发展的"爱国卫生运动",极大维护了人民的健康利益,有力推动了我国社会主义精神文明建设发展。1953年,第三届全国卫生会议召开,明确要加强工矿卫生和城市医疗工作,使农村卫生工作和互助合作运动相结合。城市医疗卫生得到普遍重视。

20世纪80年代,医疗卫生改革正式启动。在计划经济向市场经济转型的过程中,医疗机构以承包责任、有偿业余服务、调整收费标准参与到市场竞争中,由此带来各种问题,引发社会热议,促使医疗改革不断调整方向,间接推动了卫生工作方针的修订和完善。

1991年,《中国卫生发展和改革纲要》确定新时期卫生工作方针是"预防为主,依靠科技进步,动员全社会参与,中西医并重,为人民健康服务"。1996年12月9日至12日,全国卫生工作会议在北京召开,这是新中国成立以来首次由中共中央和国务院联合召开的卫生工作会议。此次会议总结了新中国成立以来特别是改革开放以来卫生工作的成绩和经验,明确了新时期卫生工作的奋斗目标,并对工作方针做了新的概括,即"新时期卫生工作的指导方针,是以农村为重点,预防为主,中西医并重,依靠科技教育,动员全社会参与,为人民健康服务,为社会主义现代化建设服务"。

2016年8月,全国卫生与健康大会在北京召开,习近平总书记回首新中国卫生与健康工作的成功经验,指出在推进健康中国建设的过程中,要坚持走中国特色的卫生与健康发展道路。为此,他对新形势下卫生与健康工作方针做了新的概括:"以基层为重点,以改革创新为动力,预防为主,中西医并重,将健康融入所有政策,人民共建共享。"

新时代卫生方针有机结合卫生与健康,突显了卫生工作的新目标与更高的本质要求,同时也扩展了方针的适用范围,是一切与健康相关事业的指导方针。从内涵上看,这六句话继承了以往卫生工作方针的思想精髓,不仅保留了"预防为主,中西医并重",而且浸透着"为人民健康服务"的精神。方针把"以农村为重点"调整为"以基层为重点",既涵盖农村又包含城镇基层社区,适应了城镇化的快速进程和城乡统筹发展的新要求,坚持了我国在卫生与健康工作中一贯倡导的大众化与公平正义原则;增加了"改革创新""共建共享"的新元素,与新形势下国家总体发展战略和发展理念相协调,为卫生与健康工作增添了新活力;"将健康融入所有政策"则突出了大健康的新观念,体现了党和国家在维护人民群众健康上的决心和力度。推进健康中国建设,必须坚持新形势下卫生与健康工作方针,牢固树立和贯彻落实创新、协调、绿色、开放、共享的发展理念,以提高人民健康水平为核心,把健康融入所有政策,加快转变健康领域发展方式,全方位、全周期维护和保障人民健康。

**(三)"健康浙江"和"健康中国"的一脉相承及与时俱进**

**1."健康浙江"与"健康中国"的共性**

"健康浙江"发展战略是以"八八战略"为总纲,以全面建成惠及浙江人民的小康社会和建设物质富裕、精神富有的现代化浙江为总目标,以促进人的全面发展为核心,通过建立政府主导、部门协同、全社会参与的大健康格局,制定并实施重大国民健康行动计划,着力形成有利于人民健康的体制机制、经济发展方式、社会管理模式和生产生活环境,达到健康发展水平走在前列,实现人民健康与经济社会协调发展、有机统一的目的。

"健康浙江"是一种发展价值追求,其核心是促进人的全面发展,实现"人人健康长寿、人人幸福生活"。"健康浙江"是一种发展方式创新,其基本要求是确立健康优先发展地位,推动形成有利于全民健康的经济社会发展模式。"健康浙江"是一种发展策略选择，其根本方法是推动健康责任社会化、全民化，构建健康促进型社会。

习近平大卫生、大健康重要论述指引下形成的"健康中国"发展战略，与"健康浙江"发展战略一脉相承。一是健康优先。把健康摆在优先发展的战略地位，立足国情，将促进健康的理念融入公共政策制定实施的全过程，加快形成健康的生活方式、生态环境和经济社会发展模式，实现健康与经济社会良性协调发展。二是改革创新。坚持政府主导，发挥市场机制作用，加快关键环节改革步伐，冲破思想观念束缚，破除利益固化藩篱，清除体制机制障碍，发挥科技创新和信息化的引领支撑作用，形成具有中国特色、促进全民健康的制度体系。三是科学发展。把握健康领域发展规律，坚持预防为主、防治结合、中西医并重，转变服务模式，构建整合型医疗卫生服务体系，推动健康服务从规模扩张的粗放型发展转变为质量效益提升的绿色集约式发展，推动中医药和西医药相互补充、协调发展，提升健康服务水平。四是公平公正。以农村和基层为重点，推动健康领域基本公共服务均等化，维护基本医疗卫生服务的公益性，逐步缩小城乡、地区、人群间基本健康服务和健康水平的差异，实现全民健康覆盖，促进社会公平[①]。

**2. 由点及面、与时俱进的"健康中国"战略**

全面推进健康中国建设与国家整体战略紧密衔接。《"健康中国2030"规划纲要》明确指出了三个阶段的发展目标：2020年主要健康指标居于中高收入国家前列；2030年主要健康指标进入高收

---

① 马晓伟.贯彻落实《纲要》全力推进健康中国建设[J].时事报告,2017(3):18-25.

入国家行列;2050 年建成与社会主义现代化国家相适应的健康国家。在社会主义现代化强国的"三步走战略"中,健康中国作为现代化建设的重要一环,与国家现代化进程相一致,健康中国"三步走战略"内嵌于现代化"三步走战略"中。通过大力发展卫生健康事业,增强人民体质,解除群众看病就医的后顾之忧,积蓄经济发展的长久势能,扩大内需潜力,为推动形成以国内大循环为主体、国内国际双循环相互促进的新发展格局提供重要支撑。

全面推进健康中国建设是维护国家公共安全的重要保障。发展卫生健康事业不仅是医疗卫生问题,更是涉及经济社会发展全局的重大公共安全问题。近年来,全球新发、突发传染病疫情不断涌现,相继暴发了非典、甲型 H1N1 流感、高致病性 H7N9 禽流感、中东呼吸综合征、登革热、埃博拉出血热、新冠肺炎等重大传染病疫情。及时防范应对,可最大限度降低对经济社会造成的影响。在以习近平同志为核心的党中央坚强领导下,我国采取坚决果断的措施抗击新冠肺炎疫情,取得重大战略成果,统筹疫情防控和经济社会发展取得显著成效。站在维护国家公共安全的高度,需加快推进健康中国建设,提高公共卫生治理水平,筑牢公共卫生安全屏障,保障国家长治久安。

### 3. 勇立潮头的"健康浙江"建设

总书记有号令,中央有部署,浙江见行动。全国卫生与健康大会之后,浙江省委省政府深刻领会、坚决贯彻习近平总书记关于卫生与健康工作的重要讲话精神,坚持健康优先发展战略,高水平"健康浙江"建设全面推进。第一时间启动"健康浙江"26 个专项行动,率先把区域健康发展纳入市县党政领导班子目标责任制考核,率先实现国家卫生城市(县城)全覆盖,持续提升群众健康水平。

## 第二节　习近平大卫生、大健康重要论述引领下的健康浙江行动

浙江省一以贯之践行习近平大卫生、大健康重要论述,肩负习近平总书记"秉持浙江精神,干在实处、走在前列、勇立潮头"的期望,一任接着一任干,相继实施了"六大工程"、新"六大工程"、重大国民健康行动计划、健康浙江行动等一系列行动计划。

### 一、从"六大工程"到重大国民健康行动计划

"十一五"期间,通过实施卫生强省战略,建设"六大工程",有力地推动了浙江省卫生事业的全面发展。农民健康工程深入实施,公共卫生"五大体系"进一步健全,城乡社区卫生综合服务功能逐步完善,医疗服务技术水平和能力持续提升,卫生科技、教育、人才队伍和信息化建设达到新水平,中医药继承和创新工作取得新进展,卫生综合实力明显增强。

"十二五"时期,"卫生强省"战略通过全民健康推进工程、公共卫生强化工程、基层卫生完善工程、卫生科教创强工程、公立医院优化工程、中医药提升工程等新"六大工程"落实实施。在此期间,"健康浙江"发展战略理论体系初步形成,提出实施优化健康服务、培育健康人群、加强健康管理、改善健康环境、发展健康产业、弘扬健康文化等六个关系国民健康的重大行动计划,为在推进健康中国行动中继续走在前列积累了经验、奠定了基础。

### 二、健康中国行动与健康浙江行动

2016 年 10 月,中共中央、国务院印发了《"健康中国 2030"规划纲要》,明确了健康中国建设的宏伟蓝图和行动纲领。2016 年

12月,《健康浙江2030行动纲要》(以下简称《行动纲要》)印发,浙江省在衔接健康中国建设发展方向的基础上,从总体目标、主要指标、主要任务等方面拔高健康浙江建设标准,将健康中国建设五个方面的战略任务具体化为健康浙江十一大行动。2019年6月,国务院印发《关于实施健康中国行动的意见》,明确了15个专项行动。2019年12月,浙江结合本省的实际情况,出台了《关于推进健康浙江行动的实施意见》,提出了"15+X"的26项行动任务。

### (一)"健康浙江"11项国民健康行动

浙江省在全国率先发布《行动纲要》,以《"健康中国2030"规划纲要》为基本依据,充分运用卫生强省和健康浙江的理论成果、实践经验,将国家的"五大健康领域"战略任务具体化为11项国民健康行动(见图1-1),即健康环境改善行动、食品药品安全保障行动、公共安全强化行动、健康素养提升行动、全民科学健身行动、基本医疗卫生服务均等化行动、中医药传承创新行动、健康保障完善行动、健康产业发展行动、医药卫生体制机制改革深化行动、健康城镇建设行动。同时,《行动纲要》明确各行动的实施依据、重点举措、工作载体和行动目标。

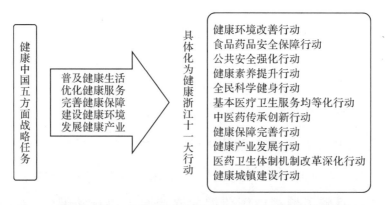

图1-1　国家的"五大健康领域"与浙江的11项国民健康行动

### （二）"健康中国"15 个专项行动①

健康中国行动是健康中国战略和《"健康中国 2030"规划纲要》的施工图和路线图。2019 年,国务院印发了《关于实施健康中国行动的意见》,高度凝练了健康中国行动的核心内容,明确了健康中国行动的指导思想、基本原则和总体目标,从干预健康影响因素、维护全生命周期健康和防控重大疾病等三方面提出实施 15 个专项行动,并对组织实施作出部署。与此同时,为确保健康中国行动得到有效的落实,国务院办公厅同步印发了关于印发健康中国行动组织实施和考核方案的通知,还成立了健康中国行动推进委员会并印发《健康中国行动(2019—2030 年)》。

国务院印发的《关于实施健康中国行动的意见》以及相关配套文件,提出了健康中国行动到 2022 年和 2030 年的总体目标,明确实施三大板块 15 个专项行动:第一板块 6 项行动,从健康知识普及、合理膳食、全民健身、控烟、心理健康、健康环境等方面综合施策,全方位干预健康影响因素;第二板块 4 项行动,关注妇幼、中小学生、劳动者以及老年人等重点人群,维护全生命周期健康;第三板块 5 项行动,针对心脑血管疾病、癌症、慢性呼吸系统疾病、糖尿病四类慢性病以及传染病、地方病,加强重大疾病防控。每项专项行动有目标、有指标、有路径,有政府的具体任务和对社会与公众的健康建议,把健康中国战略的理念和要求融入人民群众日常生产生活的方方面面,为个人、家庭、社会和政府参与健康中国行动提供了有效抓手。

---

① 于学军.健康中国行动计划解读[J].健康中国观察,2019(11):4-7.

### （三）"健康浙江"26 项行动任务

2019 年 6 月，国务院印发《关于实施健康中国行动的意见》后，浙江省在实施《健康浙江 2030 行动纲要》11 大健康浙江行动的基础上，做好融合创新文章，按照实施健康中国行动的要求，细化工作指标和目标值。2019 年 12 月，浙江省政府出台了《关于推进健康浙江行动的实施意见》，实施 26（15＋X）项健康浙江行动，分类制定居民健康素养水平、应急救护知识普及率等 91 项指标，提出近 3 年目标和 2030 年远期目标。

"健康浙江"15 个专项任务与"健康浙江"26 项行动任务的具体内容如表 1-1 所示。

**表 1-1　"健康中国"15 个专项行动与"健康浙江"26 项行动任务**

| 主要任务 | 健康中国行动 | 健康浙江行动 |
|---|---|---|
| 全方位干预健康影响因素 | 1. 健康知识普及行动 | 1. 健康知识普及行动 |
| | 2. 合理膳食行动 | 2. 合理膳食行动 |
| | 3. 全民健身行动 | 3. 全民健身行动 |
| | 4. 控烟行动 | 4. 控烟限酒行动 |
| | 5. 心理健康促进行动 | 5. 心理健康促进行动 |
| | 6. 健康环境促进行动 | 6. 蓝天碧水净土清废行动 |
| | | 7. 绿色环境打造行动 |
| | | 8. 饮用水达标提质行动 |
| | | 9. 食品安全放心行动 |
| | | 10. 农产品绿色安全行动 |
| | | 11. 药品质量安全行动 |
| | | 12. 道路交通安全综合治理行动 |

| 主要任务 | 健康中国行动 | 健康浙江行动 |
|---|---|---|
| 维护全生命周期健康 | 7.妇幼健康促进行动 | 13.妇幼健康促进行动 |
| | 8.中小学健康促进行动 | 14.中小学健康促进行动 |
| | 9.职业健康保护行动 | 15.职业健康保护行动 |
| | 10.老年健康促进行动 | 16.老年健康促进行动 |
| 防控重大疾病 | 11.心脑血管疾病防治行动 | 17.心脑血管疾病防治行动 |
| | 12.癌症防治行动 | 18.癌症防治行动 |
| | 13.慢性呼吸系统疾病防治行动 | 19.慢性呼吸系统疾病防治行动 |
| | 14.糖尿病防治行动 | 20.糖尿病防治行动 |
| | 15.传染病及地方病防控行动 | 21.传染病及地方病防控行动 |
| | | 22.医疗卫生服务体系优化行动 |
| | | 23.中医药促进健康服务行动 |
| | | 24.智慧健康管理行动 |
| | | 25.健康保障惠民行动 |
| | | 26.健康产业发展行动 |

### 三、阶段性建设成效①②③④

这些年,浙江省沿着习近平总书记指引的卫生现代化之路,干在实处、走在前列、勇立潮头,人民健康水平持续提高,卫生健康服务能力明显增强。

### 1. 人均预期寿命

2020 年,浙江省人均预期寿命为 79.47 岁,比 2005 年增长了 3.63 岁;同时期,2020 年全国人均预期寿命为 77.80 岁(见图 1-2 和图 1-3)。

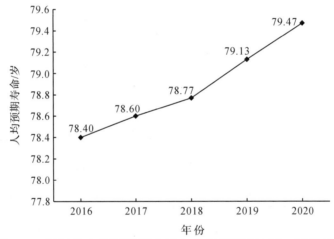

**图 1-2 浙江省人均预期寿命增加趋势情况(2016—2020 年)**

---

① 浙江省委省政府健康浙江建设领导小组办公室. 2019 年健康浙江建设发展报告 [M]. 杭州:浙江科学技术出版社,2020.

② 浙江省发展和改革委员会办公室. 浙江省卫生事业发展"十二五"规划[EB/OL]. (2011-10-22)[2021-08-21]. http://fzggw. zj. gov. cn/art/2011/10/22/art_1599553_30291339. html.

③ 浙江卫生健康年鉴 2020. https://wsjkw. zj. gov. cn/art/2021/6/23/art_1650502_59012385. html.

④ 浙江省发展和改革委员会,浙江省卫生健康委员会. 浙江省卫生健康事业发展"十四五"规划[EB/OL]. (2021-05-11)[2021-06-18]. http://www. zj. gov. cn/art/2021/5/11/art_1229505857_2284213. html.

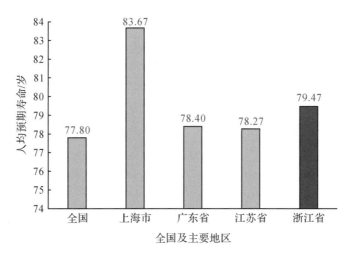

**图 1-3 2020 年浙江省人均预期寿命与全国及相关省市的比较**

## 2.孕产妇死亡率

浙江省孕产妇死亡率自 2005 年的 13.4/10 万大幅下降到 2020 年的 3.85/10 万,达到发达国家水平。同时期,2020 年全国孕产妇死亡率为 16.9/10 万(见图 1-4 和图 1-5)。

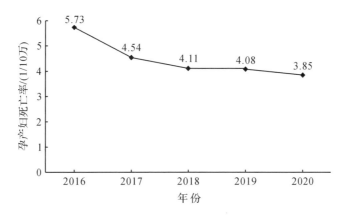

**图 1-4 浙江省孕产妇死亡率情况(2016—2020 年)**

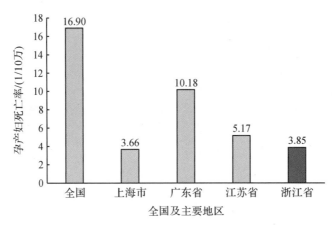

**图 1-5  2020 年浙江省孕产妇死亡率与全国及相关省市的比较**

### 3.居民健康素养水平

2020 年浙江省居民健康素养水平为 33.08％,提前完成《"健康中国 2030"规划纲要》中 2030 年居民健康素养水平不低于 30％的目标(见图 1-6)。

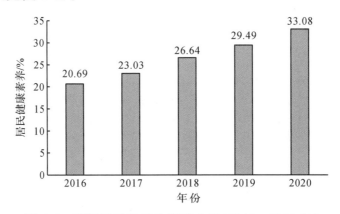

**图 1-6  浙江省居民健康素养水平(2016—2020 年)**

### 4.卫生资源

2019 年,全省每千人执业(助理)医师数达到 3.51 人,每千人注册护士数达到 3.76 人,每千人床位数达到 5.99 张,分别比 2005 年增加了 1.6 人、2.45 人和 2.92 张。

# 第三节　四大体系推进健康浙江建设

从合作医疗、爱国卫生运动、医疗体制改革到健康中国建设，中国用自己的办法面对卫生健康这个世界性课题，取得了重大成就，其中一个重要经验，就是运用强大的国家能力进行健康治理，用制度体系的力量推动卫生健康事业发展。

浙江省积极构建齐抓共管的大卫生、大健康工作格局，把健康浙江建设工作放到坚持完善中国特色社会主义制度和国家治理体系的大局中来思考、谋划、推进，加快推进健康浙江建设制度化、规范化、科学化，从政策体系、工作体系、指标体系、评价体系四大体系构建起健康浙江建设的"四梁八柱"。

## 一、政策体系

浙江省贯彻落实《中华人民共和国食品安全法》等法律法规，全方位建立卫生与健康的技术规范、行业准入标准、质量控制标准。加快建立大健康影响评估体系，系统评估重大规划、重大政策、重大工程、重大项目对健康的实际影响。结合新一轮机构改革，加强卫生健康领域的事中事后监管，加快建立大健康监管体系。

围绕建立健全"健康浙江"建设的政策体系，浙江省先后发布一系列政策文件优化顶层设计，明确了目的、内容、方式、路径，为"健康浙江"建设提供有力政策支撑。2016 年 10 月 17 日，在中共中央、国务院出台《"健康中国 2030"规划纲要》后，浙江省委省政府高度重视"健康中国"战略的实施，于 2016 年 12 月 17 日出台《健康浙江 2030 行动纲要》，全面开展"健康浙江"建设工作，实施十一大健康浙江行动。同月，中共浙江省委办公厅、浙江省人民政府办公厅出台《健康浙江考核办法（试行）》，把健康浙江建设工作纳入党委政府领导班子和领导干部任期目标责任制考核，作为实绩考核评价的重要内容。2018 年 4 月 9 日，浙江省委省政府健康浙江建设领导小组召开第一次全体会议，提出要高质量高水平建设"健康浙江"，打造健康中国省域示范区。这次会议后，全省各地快速行动，11 个设区市、89 个县（市、区）因地制宜出台了各地健康建设规划纲要或行动纲要。浙江省健康办先后制定年度《健康浙江建设工作要点》和《健康浙江考核评分细则》等，进一步完善浙江建设政策体系。2018 年以来，浙江省委省政府将"健康浙江"建设列入乡村振兴、富民惠民安民十大行动健康篇等省委省政府中心工作中，使得健康浙江建设与美丽浙江、乡村振兴等重点工作在内容上相互结合、结果上相互借用。2019 年 6 月以来，国家先后印发了《国务院关于实施健康中国行动的意见》《国务院办公厅关于成立健康中国行动推进委员会的通知》《健康中国行动（2019—2030）》等系列文件，全面启动健康中国行动。此后，浙江省结合工作实际，在行动内容、组织架构和考核监测方面都做出了具有浙江特色的贯彻部署与实践探索，并以浙江省政府名义出台了《关于推进健康浙江行动的实施意见》。2020 年，浙江省坚持高效有序推进健康浙江行动，出台了《关于推进健康浙江行动的组织实施方案（2020—2022 年）》《健康浙江专项行动三年实施方案汇编》《健康浙江行动示范试点工作方案（2020—2022 年）》等政策文件，成立了省级健康浙江行动专家咨询委员会，重点培育和建设 227 个健康浙江行动示范试点。

## 二、工作体系

2017 年 10 月，浙江省委省政府健康浙江建设领导小组成立，由省长任组长，分管副省长任副组长，省委省政府相关部门负责人任领导小组成员。省健康办作为领导小组的日常办事机构负责完成省委省政府和领导小组交办的各项任务。随着健康浙江建设的不断推进,浙江省逐步建立起横向协同、上下联动及多元并举的工作机制。截至2018年底,全省各设区市、县(市、区)均成立了健康市县领导小组及其办公室。

建立横向协同机制。在《健康浙江2030行动纲要》《健康浙江考核办法(试行)》的基础上,浙江省健康办配套出台了《健康浙江考核实施方案(试行)》《省委省政府健康浙江建设领导小组及其办公室工作职责》《省委省政府健康浙江建设领导小组办公室工作规则》等工作文件,进一步明确省领导小组、省健康办和省级成员单位三个层面的主要工作职责。省领导小组、省健康办和成员单位结合各自职责协同联动,合力推进全省"健康浙江"建设工作。

建立上下联动机制。推进"健康浙江"建设以来,基层从实际出发,探索对健康发展战略的创造性转化与创新性发展。杭州市建立由市委书记和市长为双组长的"健康杭州"党政领导组织,健康杭州"6+1"平台将健康城市建设任务与各部门重点工作相融合。嘉兴市组织媒体联动、阵地联建、活动联办,营造浓厚建设氛围。台州临海市建立行政规范性文件审查制度。在省级层面,浙江于2020年11月在全省范围内启动健康浙江行动示范试点,形成可复制、可推广的实践经验,引领全省健康浙江行动建设。自上而下的制度设计与自下而上的实践探索在相向而行中互相磨合,凝聚成建设"健康浙江"的强大合力。

建立多元治理机制。浙江省建立由政府牵头、多部门参与的健康家庭建设工作组织协调机制,把健康家庭建设纳入政府工作内容,多部门联合制定健康家庭建设标准,分别于2018年和2020

年连续举办两届全省健康家庭大奖赛,带动了全省无数家庭积极投入到健康家庭建设活动中。省健康办、共青团浙江省委共同开展"青春有我 健康有你"浙江省大学生助力健康浙江行动暑期社会实践专项活动,凝聚青春力量,为推动健康浙江行动注入源头活水。"Fitnow遇见公益健身"以线上抱团式健身运动的教学方式,使参与者保持"行为持续阶段",为宣传运动预防慢性病的理念起到了积极作用。浙江省在党委统一领导、党政齐抓共管机制下,实现了全社会广泛参与,强化了行业自律和社会监督,形成了多层次、多元化的共治格局。

### 三、指标体系

突出系统性:分类分层建立"总系统—子系统—分系统"指标体系,每个指标量化、细化、可操作,分解到年度、到部门、到市县、到岗位、到责任人。突出重点性:发生重大环境污染事件、重大食药安全事件、重大公共卫生事件、重大医疗风险事件,将加大扣分权重。突出动态性:建立指标动态优化机制,根据不同发展阶段和实际情况动态调整指标。

浙江省健康办每年制定出台《健康浙江建设工作要点》和《年度健康浙江考核细则》,评分细则明确指标定义、来源、分值、统计方法、评分标准、主要责任部门和数据提供部门等内容。坚持大稳定、小调整,以突出重点工作为导向、提高指标普适度为原则,每年调整和完善考核指标。在考核办法和指标体系基础上,坚持健康优先导向,精简考核指标,2020年市级考核指标由109个减少到81个,县级指标由86个减少到73个。同时,积极将健康浙江的部分考核指标列入乡村振兴、大花园建设、平安浙江、美丽浙江等工作中以加大推进力度。全省各地根据省级考核评分细则,结合当地实际情况,制定本地考核细则,进而将考核指标一一分解并落实到相关部门和基层。

### 四、评价体系

加强第三方评估,支持第三方机构对健康浙江决策政策、实际成效进行客观评估,提高评估质量和透明度。加强群众满意度评估,把群众满意度作为检验工作的重要标尺。加强绩效考核,将健康浙江考核结果与领导干部实绩考核挂钩。加强行业评估,省级有关部门需定期开展行业评估,并向社会公布结果。

深入学习、全面贯彻《中华人民共和国基本医疗卫生与健康促进法》,把健康融入政策中。2018年,浙江省卫生健康委组建省级多个部门参与的研究工作组,开展健康影响评价评估制度研究。明确丽水市、德清县、桐乡市、舟山市普陀区、临海市等5地作为省级试点,杭州市、象山县、温州市龙湾区、新昌县、金华市金东区等6地为市级试点,以"5+6"两级试点形式同步推进公共政策健康影响评价评估工作。建立健康浙江建设工作评价指标体系,开展对各市健康浙江建设情况评价,构建健康浙江建设区域发展指数,应用健康浙江监测与评价信息系统,发布《2019年度健康浙江建设发展报告》。同时,积极探索第三方评估,自2017年起,每年委托第三方机构开展健康浙江建设公众满意度调查,及时了解全省城乡居民对健康浙江建设的满意程度。

### 五、建设展望

党的十九届五中全会做出了我国进入新发展阶段的战略判断,部署了"十四五"时期推进健康中国建设的重点任务,明确提出到2035年建成健康中国。省委十四届八次全会提出了到"十四五"末基本建成健康浙江、到2035年率先实现卫生健康现代化的目标任务。在高质量发展建设共同富裕示范区的新征程中,浙江省将持续深入推进体系化建设,以数字化改革为引擎,以基本建成健康浙江为目标,展示忠实践行"八八战略"、奋力打造重要窗口、争创社会主义现代化先行省的标志性成果。

**(一)打造健康中国省域示范区,居民健康水平走在前列**

人均预期寿命达到 80 岁以上,人均健康预期寿命稳步提高。健康行为全面普及,居民健康素养水平达到 40%,健康浙江建设发展指数不断提升。重点疾病防治效果显著,重大慢病过早死亡率控制在 8.5% 以下。"一老一小"等重点人群健康需求得到更好满足,城乡、区域、人群间健康差异进一步缩小,率先实现基本公共卫生服务均等化。

**(二)打造公共卫生最安全省份,突发公共卫生事件应对能力走在前列**

公共卫生应急管理和疾病预防控制体系专业化、数字化、现代化水平全面提升,精密智控疫情防控机制更加完善,公共卫生基层"网底"更加稳固,医防高效协同,重大疫情和突发公共卫生事件防控救治能力达到国内领先水准。

**(三)打造整合型医疗卫生服务体系新标杆,医疗卫生综合服务能力走在前列**

医疗资源配置结构更加合理,优质医疗资源更加充裕、均衡,整合型医疗卫生服务体系高效运行,"四个分开"的分级诊疗格局加快形成,县域就诊率巩固在 90% 以上,疑难危重病例省域外转率持续降低。中医药服务体系特色优势充分发挥,提供中医药服务的基层医疗卫生机构占比达到 95%。

**(四)打造全生命周期健康服务"领跑者",卫生健康数字化改革走在前列**

全人全程智能便捷"掌上"医疗健康服务新生态加快形成,"互联网＋医疗健康"示范省率先建成。政务服务事项"掌办率"达100％,实时、智能、全程数字化监管实现全覆盖,初步形成全流程智慧化卫生健康管理闭环。

**(五)打造全国综合医改示范省,卫生健康治理现代化走在前列**

全国综合医改试点省建设纵深推进,"三医联动""六医统筹"集成深化,重点领域和关键环节改革取得突破性成果,基本医疗卫生制度更加成熟定型,多元卫生健康治理机制逐步形成。个人卫生支出占卫生总费用比例控制在26％以下。

**(六)打造卫生健康科创高地,卫生健康核心竞争力走在前列**

建成一批具有核心竞争力、技术创新力和辐射带动力的高水平医院、团队和平台,拥有国家级卫生人才数达到350人,高精尖科研创新成果加速转化为高水平临床应用,成为全国卫生健康重要科技中心和创新策源地之一。

◆◆ **案例 1-1**

### 健康城市的杭州探索

"健康城市"是世界卫生组织(WHO)在20世纪80年代倡导开展的一项全球性行动战略。1984年,WHO在"初级卫生保健"大会上第一次提出了"健康城市"的概念。1986年,欧洲发起了"健康城市项目",并提出"健康城市项目"的重点是促进健康,开创了"健康城市"建设的先河。随后,英国、加拿大、美国、澳大利亚、新西兰、日本、新加坡、马来西亚等国家陆续加入"健康城市项目"。

中国的健康城市建设是在"国家卫生城市"创建活动的基础上发展起来的。2007年12月,全国爱国卫生运动委员会正式在全国开展了健康城市(区、镇)试点工作,并选择上海市、浙江省杭州市、辽宁省大连市、江苏省苏州市等十个市(区、镇)为全国第一批健康试点城市(区、镇)。

杭州市作为全国省会城市唯一入选健康城市建设试点的先行城市,2016年再次入选全国健康城市试点城市,2016年健康城市实践案例入围第九届全球健康促进大会优秀案例,2017年世界卫生组织驻华代表高度赞扬杭州市"作为健康城市建设的模范城市,在许多方面已经达到了世界水平"。杭州健康城市建设的实践经验和理论创新始终走在全国前列。

## 健康城市《杭州宣言》

2008年11月19日,中国首届国际健康城市论坛在杭州举行。杭州、上海等全国建设健康城市试点市(区、镇),香港特别行政区卫生署,澳大利亚、日本、韩国、菲律宾等国的健康城市代表出席了论坛,共同探讨21世纪健康城市建设面临的问题。与会的健康城市市长共同签署了《杭州宣言》,并提出了建设健康城市六点倡议,共同倡议各城市政府与市民携手,以人的健康为出发点,推进健康环境、健康人群、健康文化和健康社会有机、协调和持续发展,建设一座座安全、和谐、卫生、宜居和人人拥有高品质生活的健康城市。

## 科学架构组织设计

2008年3月,杭州市委市政府下发了《关于建立杭州市建设健康城市工作领导小组的通知》。由市委书记和市长担任顾问,市四套班子五位分管领导担任正副组长,各区、县(市)和市级主要成员部门的主要负责人为成员。领导小组下设办公室(简称"市健康办"),设在市爱国卫生运动委员会办公室,由市政府分管副市长兼任办公室主任。2008年4月,市健康办下发《关于建立杭州市建设健康城市专项组的通知》,成立六个专项组,即健康环境组、健康社会组、健康人群组、健康服务组、健康文化组和健康产业组,与改善健康环境、构建健康社会、培育健康人群、优化健康服务、营造健康文化和发展健康产业六大任务相对应。2017年,市委办公厅和市政府办公厅发布《关于加强"6+1"平台建设建立大健康共建体系指导意见的通知》,在原有六个专项组的基础上,增设保障支撑组。市委办公厅和市政府办公厅同时发布了《健康杭州"6+1"平台管理和运行制度》《健康杭州建设考核办法(试行)》等相关文件,明确"6+1"专项组组长为各专项组工作的第一责任人,将"多部门协同联动机制"制度化、规范化,将健康杭州建设纳入对地方党委和政府的考核任务范畴,确保健康杭州建设的有序、有质、高效开展。

案例来源:蔡一华,杨磊.健康杭州发展报告(2018)[M].北京:社会科学文献出版社,2018.

## 案例简析 >>>

杭州作为浙江省的省会,是浙江卫生健康事业改革与发展的先行者、探路者、试点者,从全国健康城市试点城市、健康城市《杭州宣言》到全球健康促进大会优秀案例,以杭州为代表的浙江城市从浙江走向全国、走向全球,向全世界展示了"健康中国""健康浙江"的杭州方案、杭州智慧、杭州行动。特别是在抗击新冠肺炎疫情期间,诞生于杭州的健康码让世人看到了数字治理的浙江智慧和浙江速度,构建于杭州的"一图一码一库一平台一指数"新冠肺炎疫情防控机制作为典型经验得到了国务院的表扬,为中国和世界"抗疫"提供了经验和方案。

## ◆◆ 本章小结

健康浙江发展战略是浙江省委省政府在习近平大卫生、大健康重要论述的引领下,坚定不移推进"八八战略"的具体体现。十几年来,浙江坚持一张蓝图绘到底,不断在实践中丰富健康发展战略,从"十五"时期率先提出"卫生现代化"和"卫生强省"发展战略,到"十一五"时期全力实施"卫生强省"战略,再到"十二五"时期启动"健康浙江"发展战略研究,均为健康中国建设储备了丰富的理论和实践基础。"十三五"时期,浙江省立柱架梁、夯基垒台,全面实施国民健康行动计划,体系化推进健康浙江建设。展望"十四五"时期,浙江省在高质量发展建设共同富裕示范区的新征程中,将以数字化改革为引擎,围绕"十四五"末"基本建成健康浙江"和"健康中国省域示范区"的新目标,继续谱写新的篇章。

## ◆◆ 思考题

1. 简述"健康浙江"和"健康中国"提出的背景基础。

2. 简述"健康浙江"和"健康中国"的关系。

3. 简述"健康浙江"和"健康中国"包含的内容。

## ◆◆ 拓展阅读

1. 郑继伟,马林云,杨敬,等. 区域视角下的健康发展战略选择——以浙江为例的实证研究[M]. 北京:科学出版社,2013.

2. 郭占恒. 没有人民健康就没有全面小康[N]. 浙江日报,2017-8-18(06).

3. 浙江省委省政府健康浙江建设领导小组办公室. 2019 年健

康浙江建设发展报告［M］.杭州：浙江科学技术出版社，2020.

4.浙江省发展和改革委员会办公室.浙江省卫生事业发展"十二五"规划［EB/OL］.（2011-10-22）［2021-08-21］.http：//fzggw. zj.gov.cn/art/2011/10/22/art_1599553_30291339.html.

5.浙江省发展和改革委员会，浙江省卫生健康委员会.浙江省卫生健康事业发展"十四五"规划［EB/OL］.（2021-05-11）［2021-06-18］.http：//www.zj.gov.cn/art/2021/5/11/art_1229505857_2284213.html.

充分认识加强公共卫生建设在推进浙江全面、协调、可持续发展中的重要性，认真总结我省卫生工作的好做法、好经验，深刻吸取"非典"灾害带来的教训，着眼于建设卫生强省的工作目标，推进公共卫生建设的各项工作，努力建设一个全覆盖、高效率、现代化的公共卫生体系，从根本上构筑保障人民群众身体健康的"防疫大堤"。

——2003 年 12 月 19 日，习近平同志在视察杭州市小营巷卫生工作时的讲话

# 第二章　坚持预防为主　完善疾病防控

◆◆ **本章要点**

1. 回顾世界及我国公共卫生的发展历程，探讨公共卫生的定义与内涵。总结概括浙江省自"十一五"以来，推进"卫生强省"建设，全面开启推进公共卫生建设工程，公共卫生体系建设取得显著成效，提出建设强大公共卫生体系的政策建议。

2. 总结浙江省坚持一张蓝图绘到底，不断推进浙江公共卫生应急管理体系建设，提升应对重大突发公共卫生事件的能力水平，建立完备高效的公共卫生应急体系，成为打赢新中国成立以来传播速度最快、感染范围最广、防控难度最大的新冠疫情防控标杆省份。

3. 阐述疾病预防控制体系的发展历程和职能定位、运行机制，总结浙江省疾病预防控制工作取得的显著成就，分析当前疾控体系建设发展面临的形势与存在的主要问题，对下一步疾病预防控制体系改革进行展望。

4.公共卫生范围十分广泛,但限于篇幅,本章仅重点阐述卫生应急、疾病预防控制等重点公共卫生工作,妇幼卫生、卫生监督、健康促进、基本医疗卫生服务等公共卫生内容在本书其他章节予以介绍。

# 第一节　公共卫生发展历史

公共卫生是以保障和促进国民健康为宗旨的公共事业。做好公共卫生工作需要国家和社会的共同努力,政府、社会、民众对保障和促进公众健康均负有重要责任。公共卫生具体包括对重大疾病的监测、预防、控制和治疗,对食品、药品、公共环境卫生的监督管制,以及相关的卫生健康政策宣传、健康教育与促进、预防接种等内容。新冠肺炎的预防、控制、治疗就属于典型的公共卫生范畴。公共卫生服务是一种成本低、效果好的服务,但又是一种社会效益回报周期相对较长的服务。我国现行公共卫生体系主要由各级卫生健康行政部门、疾病预防控制机构、卫生监督机构、医疗机构、妇幼保健机构、基层社区卫生服务机构、公共卫生研究机构等组成。此外,还充分发挥高等(医学)院校教学、科研和医学技术的优势,组织专家参与公共卫生事业。

切实提高应对突发重大公共卫生事件的能力和水平,我们应从总体国家安全观出发,将公共卫生安全纳入国家安全范畴并谋划推进公共卫生体系的建设。

## 一、公共卫生的发展历史

公共卫生的思想贯穿于整个人类发展史,在人类维护健康、与疾病进行不断斗争的过程中演化发展。然而,现代公共卫生起源于英国,至今不到两百年。1842年,英国人埃德温·查德威克发表了现代公共卫生史上最重要的文件——《英国劳动人口卫生状况的调查报告》,推动英国国会通过了人类历史上第一部现代公共卫生法——《1848 年公共卫生法》。其他西方国家也纷纷开展卫生改良运动,传染病的发病率和死亡率大幅下降。随后,自 20 世纪 70 年代至 21 世纪初,现代公共卫生进入科学预防和控制非传染病的重要时期。

《黄帝内经》记载:"上医治未病,中医治欲病,下医治已病。"这是中国公共卫生哲学思想的起源。近代以来,我国公共卫生事业取得了较大的进展。1870 年,清政府建立了海港检疫制度,这是清政府最早建立的近代卫生组织,上海、厦门两地海关先后制定了《海港卫生规则》。1910 年,清政府钦命英国人伍连德博士为全权总医官,在哈尔滨建立东北防疫处,开始自主设置防疫机构,全权负责东北防疫事宜。1928 年,国民党政府成立卫生部,接管了中央防疫处。新中国成立以来,我国逐步建立了覆盖县乡村三级医疗预防保健网络的公共卫生服务体系。特别是坚持预防为主方针,广泛开展爱国卫生运动,极大地提高了人民群众的生命健康。进入 21 世纪,随着各级疾病预防控制中心(CDC)的建立,我国公共卫生服务体系建设得到了显著加强。

公共卫生是一个历史的概念,也是一个综合的概念。不同的主体对公共卫生的定义也是有所不同的。一般来讲,比较具有代表性的有以下几个:

(1)耶鲁大学温思络(Winslow)教授的定义[①]。1920 年,美国耶鲁大学公共卫生教授温思络将公共卫生定义为:公共卫生是通过有组织的社区努力来预防疾病、延长寿命、促进健康和提高效益

---

① C E A Winslow. The untilled field of public health[J]. Mod med, 1920, 2:183-191.

的科学和艺术。这些努力包括：改善环境卫生，控制传染病，教育人们注意个人卫生，组织医护人员提供疾病早期诊断和预防性治疗的服务，以及建立社会机制来保证每个人都达到足以维护健康的生活标准。以这样的形式来组织的目的是使每个公民都能实现其与生俱有的健康和长寿权利。

（2）全国卫生工作会议的定义。我国在长期的公共卫生实践中对公共卫生的理解越来越深刻。2003年，我国在全国卫生工作会议上首次提出中国的公共卫生定义：公共卫生就是组织社会共同努力，改善环境卫生条件，预防控制传染病和其他疾病流行，培养良好卫生习惯和文明生活方式，提供医疗服务，达到预防疾病、促进人民身体健康的目的。

### 二、新世纪浙江省公共卫生体系建设成就

2002年11月，广东省发现国内首例"非典"肺炎病例，随后疫情蔓延到中国大多数省份。时任浙江省委书记习近平，亲自指挥、精心部署，带领省级四套班子成员，统筹谋划和部署全省疫情防控工作。在习近平同志的领导下，全省各地在反复演练、防控实战中不断堵漏洞、补短板，为及时发现疫情并有效遏制"非典"肺炎的蔓延赢得了主动权。杭州出现首例"非典"肺炎临床确诊病人后，根据习近平同志的指示精神，杭州市率先在全国采取多个非常之举，全社会参与，形成严密科学有序的防控体系。2003年上半年，国内24个省（区、市）、266个县和市（区）先后发生"非典"疫情，累计报告"非典"肺炎病例5327例。浙江省仅有4例输入性"非典"肺炎临床确诊病例，成为全国唯一一个没有发生二代病例、没有医务人员感染的省份。

2003年，习近平同志多次指出要充分认识加强公共卫生建设

在推进浙江全面、协调、可持续发展中的重要性。2003年7月31日,习近平同志在省委常委扩大会议上指出:"我们要针对这次防治'非典'肺炎工作中暴露出来的问题,切实加强公共卫生体系建设,加快公共卫生事业发展,从根本上构筑保障人民群众身体健康的'防疫大堤'。"9月25日,他又指出:"我们的经济发展与社会发展、城市发展与农村发展还不够协调,政府在社会管理和公共服务方面的职能亟须进一步加强,突发事件预警和应急机制还不健全,特别是公共卫生事业发展中的体制性、机制性和结构性矛盾尚未得到根本解决,农村卫生工作仍然比较薄弱,卫生监督执法和行风建设等也存在一些问题。对此,我们要引起高度重视,采取切实措施,认真加以解决,使这次防治非典的斗争成为我们推动卫生事业改革与发展、加强公共卫生建设的一个重要契机。"12月19日,习近平同志到杭州市上城区小营巷和省卫生厅调研卫生工作。他充分肯定全省卫生战线在抗击"非典"肺炎疫情、推进公共卫生建设等方面取得的成绩,向全省卫生战线的同志们表示问候和感谢。习近平同志说,没有人民的健康就没有全面的小康,没有卫生的现代化就没有全省的现代化。建设卫生强省任重道远。我们要全面贯彻"三个代表"重要思想,坚持"立党为公、执政为民",树立和落实全面协调可持续的科学发展观,在加快经济建设的同时,高度重视卫生事业的发展,积极推进公共卫生建设,着力解决事关民生的就医看病、环境卫生、食品安全等问题,努力保障群众身体健康。12月19日,他再次指出:"今年上半年'非典'肺炎疫情灾害的发生,进一步暴露出浙江省公共卫生体系建设中存在的问题,表明人民生命安全和身体健康以及社会经济的全面协调可持续发展均面临着严峻挑战。'非典'肺炎疫情也进一步告诉我们,公共卫生建设不仅仅是一个卫生问题,而是关系社会稳定、经济发展和国家安全的重大问题,关系人民生命安全和身体健康的重大问题,关系经济社会协调发展和人的全面发展的重大问题,也是加快浙江省全面建设小康社会、提前基本实现现代化的题中之义。"要"实行重心下移,进一步把疾病防控工作向下延伸,作为基层卫生工作一项重要内容"。习近平同志这番高屋建瓴的讲话,不仅来自于他亲自指挥、亲自部署抗击"非典"斗争的经历,更是来自于他长期在基层工作,对广大人民群众的深厚感情。

自此,浙江省开启全面推进公共卫生体系建设的重大民生工程。"十一五"期间,浙江省推进"卫生强省"建设,在卫生领域重点实施农民健康工程、公共卫生建设工程、城乡社区健康促进工程、科教兴卫工程、"强院"工程、中医药攀登工程"六大工程",公共卫生体系建设赫然在列。"十二五"期间,浙江省又提出增强版"六大工程",包括公共卫生强化工程。"十三五"期间,为顺应人民群众对健康生活的新期待,浙江省又续写"卫生强省"新篇章,进一步提出"健康浙江"战略,强化公共卫生薄弱环节。

2000年,浙江省在全国率先完成卫生监督执法和疾病防控体系改革,构建省、市、县三级疾病防控和卫生监督体系。2005年和2008年分别率先启动农村和城市基本公共卫生服务项目,2010年实现城乡统筹整合,之后不断提高筹资标准,扩大服务覆盖面,增加服务内容。启动高血压、糖尿病全周期健康管理。率先推动县域医共体建设,并强化公共卫生服务职能,落地"两员一中心一团队"机制,加强基层的预防保健工作和医防协同机制。公共卫生领域的科学研究也取得巨大成绩,甲肝、出血热、新冠肺炎等疫苗研发应用,"四抗二平衡"治疗法在传染病危重症病例救治上成功实践,重大疾病防治关键技术研发上取得一系列突破性进展,为浙江省公共卫生事业和人民群众的健康做出贡献。

正是由于不断完善的公共卫生政策和公共卫生体系,各相关部门的协同推进,社会各界和公众的积极投入,以及广大医疗卫生工作者的努力奉献,浙江省的健康水平才获得极大提高。2020年,浙江省人均期望寿命达79.47岁;居民健康素养水平达33.08%;孕产妇死亡率、婴儿死亡率分别下降到3.85/10万和1.91‰,居民主要健康指标接近或达到高收入国家水平。2020年,全省甲、乙类传染病总报告发病率降至146.47/10万,重大慢病过早死亡率下降至8.99%。

## 三、建设强大公共卫生体系

虽然浙江省公共卫生体系建设取得了长足发展,但是2020年面对突如其来的新冠肺炎疫情,还是暴露出一些短板和问题。如早期监测预警能力不足,疾病预防控制与医疗机构防治结合不够紧密,公共卫生服务体系、医疗服务体系、医疗保障体系、药品供应保障体系以及重大疫情防控与应急管理体系还存在薄弱环节,专业公共卫生机构尤其是疾病预防控制机构人才流失较为严重等。新冠肺炎疫情防控的经验告诉我们,传染病重大疫情和突发公共卫生事件对人类健康和经济社会发展的破坏作用巨大,构建强大的公共卫生体系是预防控制传染病与突发公共卫生事件、维护国民健康的有力武器,只有构建强大的公共卫生体系,才能织密防护网、筑牢隔离墙,在全球疫情肆虐的情况下确保国民平安。那么,如何在浙江省建设强大的公共卫生体系,习近平总书记为我们指明了方向。

2020年6月2日,习近平总书记在专家学者座谈会上的《构建起强大的公共卫生体系，为维护人民健康提供有力保障》的讲话，全面系统阐述了建设强大公共卫生体系的"四梁八柱"，阐明了今后一个时期我国公共卫生体系改革发展的方向、定位、思路和要求，为构建强大公共卫生体系提供了根本遵循。他提出了八个方面的公共卫生体系改革框架，包括：改革疾病预防控制体系；加强监测预警和应急反应能力；健全重大疫情救治体系；深入开展爱国卫生运动；发挥中医药在重大疫病防治中的作用；完善公共卫生法律法规；发挥科技在重大疫情防控中的支撑作用；加强国际卫生交流合作、共同构建人类卫生健康共同体。

建设强大公共卫生体系，必须坚持公益属性，强化政府主体责任。要把保障人民安全和健康作为公共卫生工作的出发点和落脚点，毫不动摇坚持基本医疗卫生的公益性，落实政府领导责任、保障责任、管理责任、监督责任，统筹部门协调配合，把重大疫情等突发公共卫生事件应对工作绩效纳入对各级党委、政府的绩效考核，推动完善制度、扩展服务、提高质量，保障好人民群众的健康权益。

建设强大公共卫生体系，必须坚持预防为主，推动防控关口前移。从健康影响因素的广泛性、社会性、整体性出发，抓源头、治未病，标本兼治、综合治理，促进将健康融入所有政策，把全生命周期管理理念贯穿到城市规划、建设、管理全过程的各个环节，探索更有效的社会动员方式，深化爱国卫生运动内涵，深入实施健康浙江行动，倡导健康文明生活方式，预防控制重大疾病，努力使群众不得病、少得病、晚得病，以较低的成本实现较高的健康效益。

建设强大公共卫生体系，必须坚持法治思维，提升依法治理水平。从立法、执法、司法、守法各环节发力，构建体系完备、相互衔接、运行高效的法律体系，修订相关法律法规，实现依法治理、科学管理,同时做好普法工作,提高全民守法意识,为公共卫生工作创建坚实的法律保障。

建设强大公共卫生体系,必须坚持改革创新,完善制度保障体系。围绕推进国家治理体系和治理能力现代化,全力推进公共卫生领域理论创新、制度创新、管理创新、技术创新,进一步加强基本医疗卫生服务的均衡性,创新医防协同机制,优化公共卫生网格化管理模式,着力增强卫生健康治理体系整体效能。

建设强大公共卫生体系,必须坚持平战结合,提高应急处置能力。完善公共卫生重大风险评估、研判、决策、防控协同机制,建立健全分级、分层、分流的传染病等重大疫情防控机制和救治体系,做好突发公共卫生事件应对能力建设,夯实基础,平战结合,常备不懈,提高早期监测预警敏感性、准确性,强化风险防范化解能力,及时发现处置苗头性事件。

建设强大公共卫生体系,必须改革疾控体系,稳定基层疾控队伍。加快推进疾控机构改革,实施疾控机构标准化建设工程,夯实基层医疗卫生机构网底。推动建立稳定的公共卫生事业投入机制,加强公共卫生设施建设,坚持保障和激励相结合,创新科研和社会化服务机制,提高疾控人员专业地位和待遇。深化医教协同改革,建立适应现代化疾控体系人才培养使用评价机制。在省内建设一批高水平公共卫生学院,依托浙江大学教学、科研优势,扩充公共卫生后备人才队伍。

## ◆◆ 案例 2-1

### 打赢新冠肺炎疫情防控阻击战

2020 年初,新冠肺炎疫情暴发,这是新中国成立以来在我国发生的传播速度最快、感染范围最广、防控难度最大的一次重大突发公共卫生事件。截至 2021 年 9 月 3 日,浙江省累计报告确诊病例 1433 例,死亡 1 例,治愈率达到 99.9%,在确诊病例超千例的 5 个省中治愈率最高、病亡率最低;未发生医务人员院内感染;在交出本地新冠肺炎疫情防控高分报表的同时,浙江省共派出 2018 名医疗卫生人员支援湖北武汉和荆门等地新冠肺炎疫情以及国内多地聚集性疫情的防控工作,并向意大利派遣医疗卫生专家组,支援境外疫情防控工作。所有医疗卫生人员在圆满完成工作任务后全部安全返回浙江,实现了"打胜仗,零感染"的工作目标。

新冠肺炎疫情发生后,浙江全省上下坚决贯彻习近平总书记重要指示批示精神,在党中央、国务院坚强领导下,全省上下按照坚定信心、同舟共济、科学防治、精准施策总要求,始终把人民群众生命安全和身体健康放在第一位,以"三个地"的责任和担当,坚持"两手硬、两战赢",坚持整体智治和精密智控,坚持区域协同联防,率先启动突发公共卫生事件"Ⅰ级响应",率先实行全省联防联控,率先推进"五个更加""十个最严""八大管控机制"的防控策略。以数字化转型为基础,因势而动、精密智控,争分夺秒、全力以赴打好疫情防控人民战、总体战、阻击战。紧扣疫情防控、医疗救治和科研攻关"三条主线",转战省内、境内和境外三个战场,坚持外防输入、内防反弹,突出重点、精准发力,始终保持战时精神状态"逆行"冲锋,慎终如始地"绷紧"疫情防控这根弦,实现在全国反应最迅速、平战转换最高效、复工复产保障最有力、医疗救治效果最佳的非凡效果,经受住了空前考验,交出了疫情防控和复工复产的高分报表。

案例来源:浙江省卫生健康委

**案例简析** >>>

在抗击新冠肺炎疫情过程中,浙江在全国率先启动突发公共卫生事件"Ⅰ级响应",率先实行全省联防联控,率先推进"五个更加""十个最严""八大管控机制"的防控策略,为全国新冠肺炎疫情防控树立了标杆,提供了方案。浙江在做好本省疫情防控的同时,还组建专门医疗队支援湖北疫情防控工作,并向意大利派遣医疗卫生专家组,支援境外疫情防控工作,以实际行动传播了"健康浙江"的建设成效,生动诠释了"健康浙江"的内涵与特征。

# 第二节  公共卫生应急体系建设与发展

公共卫生应急是指在突发公共卫生事件发生前或出现后,采取相应的监测、预测、预警、储备等应急准备,以及现场处置等措施,及时对产生突发公共卫生事件的可能因素进行预防和对已出现的突发公共卫生事件进行控制,以减少其对社会的危害性的一系列活动的总称。同时,对其他突发公共事件实施紧急的医疗卫生救援,以减少其对政治、经济、社会和人民群众生命健康安全的危害。

公共卫生应急体系建设是系统工程,其硬件系统包含指挥体系、公共卫生机构、实验室、救治机构、社区组织、装备设施、专业人员等,其软件系统包含法律法规、预案体系、信息系统、培训与演练、经费与物资、舆论支持等①。在工业化、城镇化、信息化、全球化发展过程中,各种生物、物理、化学、地理和社会因素等所导致的突

---

① 辛军国,汪瑞鸥.加强公共卫生应急体系和能力建设的调查研究[J].现代预防医学,2020,(21):3924-3926.

发公共卫生事件出现的可能性不断增加,其关联性、衍生性、复合性和非常规性不断增强,跨区域和国际化趋势日益明显,危害和处置难度越来越大,因此对公共卫生应急体系和能力建设提出越来越高的要求。

**一、浙江省公共卫生应急体系建设取得的成就**

2003 年上半年,全国"非典"肺炎疫情暴发,习近平同志运筹帷幄、周密部署,亲自深入杭州市疫情防控一线,视察疫情防控工作,检查各项防控措施落实情况。浙江成为全国唯一一个没有发生二代病例、没有医务人员感染的省份,取得抗击"非典"斗争重大胜利。

"非典"疫情考验了我们驾驭复杂局势、应对风险危机的能力,同时也暴露出公共卫生应急体系存在的一些问题。习近平同志看到全省公共卫生领域还有很多工作要做,在多次会议上要求切实加强公共卫生工作,完善突发公共卫生应急体系建设。浙江省始终坚持一张蓝图绘到底,按照习近平同志提出的公共卫生体系建设要求,既一脉相承又与时俱进,不断推进浙江公共卫生应急管理体系建设,提升应对重大突发公共卫生事件的能力水平,具备完善的公共卫生应急体系,成为打赢新中国成立以来传播速度最快、感染范围最广、防控难度最大的新冠疫情防控标杆省份。

**(一)建立完备的公共卫生应急体制**

以职能和机构为基础的管理体制是现代管理活动的重要基础。公共卫生应急管理体制是国家依法将公共卫生应急管理组织系统内部的组织机构设置、隶属关系、责权利划分及其运作制度化的总称,是国家管理突发公共卫生事件应急工作的主体,其管理活动的开展和管理效率将直接关系到突发公共卫生事件应对的效果,关系到广大群众生命健康安全和国家经济社会的稳定发展。

按照国家部署要求,浙江省建立健全统一领导、综合协调、分类管理、分级负责、属地管理为主的公共卫生应急体制。省、市、县三级政府成立公共卫生应急指挥机构,建立平战结合运行机制,依响应级别启动由政府负责人任组长的应急指挥机构,负责突发公共卫生事件应急处置的决策部署和指挥协调。各级卫生健康部门加强卫生应急管理体制建设,省级率先成立卫生应急办公室,全省11个地市均有专人负责卫生应急工作,90个县(市、区)也确定了卫生应急管理机构。省疾控中心设置应急管理部,全省市级疾控机构和卫生监督所也成立应急办公室,二级以上医疗机构有专人负责卫生应急工作,基本形成分类管理、分级负责、条块结合的卫生应急管理体制。建立专业、高效的应急处置专业队伍和机构,全省建成各类卫生应急队伍 2133 支,其中省级公共卫生、紧急医学救援、核与辐射、心理救援等队伍共 20 支;市级公共卫生应急队伍11 支,市级医疗救援队伍 11 支;形成"3+5+8+N"公共卫生应急医疗救治基地网络格局,以浙江省卫生应急救援中心为统领,强化在浙紧急医学救援、突发急性传染病防控和中医紧急救援等三支在浙国家队建设,深入打造浙东、浙西、浙南、浙北、浙中五大区域卫生应急综合保障基地,依托省级医院承建的核与辐射、心理干预、化学中毒、传染病、烧伤、创伤、儿童、母婴八大省级卫生应急专业救治基地,覆盖 11 个市及相关县(市、区)的 N 个卫生应急站点和定点救治医疗机构,成为浙江省区域卫生应急的支柱力量。

**(二)形成高效的公共卫生应急机制**

公共卫生应急机制是突发公共卫生事件应急管理制度和方法的具体运行流程、诸要素之间的相互作用和关系,主要包括指挥决策、组织协调、监测预警、应急响应、信息发布和通报、应急保障、国际和地区间的交流与合作、责任追究与奖惩、社会动员、恢复重建、调查督导评估等机制。

浙江省牢固树立危机意识、责任意识,构建"统一指挥、反应灵敏、协调有序、运转高效、平战结合"的公共卫生应急机制。建立较为完善的应急指挥决策体系,在应对新冠肺炎疫情过程中,创造性地组建疫情防控领导小组加"一办六组"的指挥体系,建立工作例会和任务交办单等指挥协调机制,提高组织效率。在抗击新冠肺炎疫情期间,在全国率先启动一级响应,体现了应急决策体系的高效、灵敏。建立多层次、多形式的卫生应急联防联控机制。2004 年以来,浙江省建立部门工作责任清单,明确应急响应工作流程,建立部门高效协同、上下有序联动、区域紧密协作、信息共享的联防联控机制,推进长三角区域、省际和国际公共卫生合作,为有效控制突发公共卫生事件发挥重要作用。建立全面覆盖的数字化防控机制,坚持科学防控、精准防控,充分运用大数据、云计算、区块链等新技术,加强多部门数据共享和场景化业务协同,全面提升重大疫情防控和公共卫生应急数字化、智能化水平。在抗击新冠肺炎疫情期间,率先运用"大数据＋网格化管理""大数据＋云流调"和精密智控等手段,首创"健康码",运用"一图一码一库一指数"实施区域分级分类管理、人员精准管控、数据集成分析、绩效量化评价的精密智控机制。疫情常态化管理后,继续深化数字化改革,建立常态化疫情防控集成运用平台,打通业务流和数据流,实现数据智能抓取、分析挖掘,建立多点触发的自动预警监测体系,为公共卫生应急工作提供重要决策依据。积极加强公共卫生应急体系建设组织和政策相关保障工作,在经费投入、基础建设、人员编制等方面给予强有力的保障。结合实际,突出先进性、前瞻性、系统性,加快建设平战结合的公共卫生事件应急体系,切实提高应对重大突发公共卫生事件的能力和水平,先后出台《浙江省突发公共卫生事件应急管理"十四五"规划》《浙江省公共卫生防控救治能力建设实施方案(2020—2022年)》,确立疾控体系等五类项目603个,总建筑规模约1401.4万平方米,总投资约1121.1亿元,谋划做好重大突发公共卫生应急工作。

**(三)建立完备的公共卫生应急法治保障**

加强公共卫生应急的法治建设,逐步形成、规范各类突发公共卫生事件的预防和处置工作的法律体系与应急预案体系建设,是当前各国和国际社会面临突发公共卫生事件严峻形势的需要,也是随着公共卫生不断出现的新情况和应急处置事件而不断深化的认识过程。

浙江省始终坚持并运用习近平法治思想,完善公共卫生相关现行法律法规,坚持法治思维底线,从保护人民健康、保障国家安全、维护社会长治久安的高度,全面加强完善公共卫生领域相关法律法规建设。2003年,浙江省政府制定《浙江省突发公共卫生事件预防和应急办法》,根据新冠疫情防控的经验,2020年及时修订并实施《浙江省突发公共卫生事件应急办法》,从法规层面明确突发公共卫生事件四方职责、应急准备、应急处置和法律责任。浙江省人大也将制定《加强公共卫生法治保障地方性法规制定修改工作计划》《浙江省突发公共卫生事件应急条例》等10件列入立法计划制定修改的立法项目。为加强卫生应急预案管理,浙江全省11个地市、90个县(市、区)均已制定《突发公共卫生事件应急预案》,截至目前已形成由省级2个专项预案、29个单项预案及各市、县相关预案组成的较为健全的卫生应急预案体系。同时,针对预案修订更新不及时、预案内容不合理、响应启动不灵活等情况,浙江省修订《浙江省突发公共卫生事件应急预案》,新制定《浙江省突发急性呼吸道传染病事件应急预案》,这些文件均为新冠肺炎疫情发生以来全国首先修制订出台的相关应急预案。

**(四)及时有效处置各类公共卫生应急事件**

监测预警能力有较大提高,全省县级以上医疗机构和建制乡镇卫生院已全部实行传染病疫情和突发公共卫生事件网络直报,并实现报告的动态性、实时性和网络化管理。同时还建立流感、不明原因肺炎、霍乱、鼠疫、居民死亡原因等监测网络和预警体系。2013年,浙江省成功处置人感染H7N9禽流感疫情,最大限度地遏制疫情的扩散、减低死亡病例的发生和减少对经济社会发展的影响。2014年,埃博拉出血热疫情发生后,在成功做好国内防控工作的同时,浙江省还组建援非抗击埃博拉疫情队伍,派出14名医疗卫生人员赴利比里亚、塞拉利昂和马里参与国家援非抗疫行动。2020年,面对新冠肺炎疫情公共卫生事件,浙江省科学研判疫情发生发展和防控工作形势,因时因势动态调整防控策略,取得了新冠肺炎疫情防控的阶段性胜利。积极开展卫生应急救援工作,近年来,还先后成功完成"7·23"甬温线特大铁路交通事故、杭州"7·5"公交车纵火事件、"利奇马"特大台风等紧急医学救援工作,赢得了社会高度评价和良好的社会效益。

**二、公共卫生应急体系建设存在的问题**

在抗击新冠肺炎疫情过程中,尽管浙江省取得重大阶段性战略成果,作为全国新冠疫情防控的"模范生",但在面对突如其来的新冠肺炎疫情时,也暴露出在重大疫情防控体制机制、公共卫生应急管理体系等方面存在一些短板和不足:一是现行法律制度规定与突发公共卫生事件需求不相适应,表现为对传染病应对措施不够完善,现有应急预案不能很好适应突发公共卫生事件应急管理需要,存在演练不够和实用性不强等问题。二是疾病预防控制体系建设水平与人民群众日益增长的公共卫生需求不相适应,表现为重大疾病防控体系监测预警机制尚不完善、疾控网络不健全、疾控人员不足、实验室检验检测能力不够、基层防控救治能力不足等方面。三是医疗救治能力与重大突发公共卫生事件救治需求不相适应,应对突发公共卫生事件的集中收治、综合救治、急救转运及检测等能力不足,发热门诊等建设不够规范。四是公共卫生信息发展水平与公共卫生事业发展需求不相适应,公共卫生信息化不强,部门间数据共享存在障碍,多点触发的信息机制还未建立。五是防护物资储备体系和分级分类协调联动机制不完善,应急物资、储备物资保障信息共享不充分,应急物资分配效率不高。六是重大疾病医疗保险和救助体系不够完善,应急医疗救助机制不健全,公共卫生服务和医疗服务衔接不顺畅。

### 三、公共卫生应急体系建设的任务与展望

2020年5月,习近平总书记在参加十三届全国人大三次会议湖北代表团审议时强调,防范化解重大疫情和突发公共卫生风险,事关国家安全和发展,事关社会政治大局稳定。要坚持整体谋划、系统重塑、全面提升,改革疾病预防控制体系,提升疫情监测预警和应急响应能力,健全重大疫情救治体系,完善公共卫生应急法律法规,深入开展爱国卫生运动,着力从体制机制层面理顺关系、强化责任。公共卫生应急体系建设要按照习近平总书记重要指示精神,坚持问题导向、靶向发力,通过改革、健全、完善五大公共卫生

应急体系,加快构建党委领导、政府负责、社会各方共同参与的公共卫生社会治理新格局。

**(一)完善公共卫生应急法治保障体系**

完善加强公共卫生应急法治保障体系是坚持和完善中国特色社会主义法治体系,提高党依法治国、依法执政能力的必然要求。一要完善公共卫生相关现行法律法规。坚持法治思维底线,全面加强完善公共卫生领域相关法律法规建设,为突发公共卫生事件应急处置提供有效的法律支撑。二要修订完善公共卫生法律法规配套文件。修订完善突发公共卫生事件应急管理预案,细化完善法规配套文件,建立公共卫生标准体系,确保立的法、修的法管用有效。三要完善执法部门间衔接工作机制。从严打击公共卫生领域相关违法犯罪行为,强化传染病防治相关执法部门间的协调机制,加强部门间信息沟通,用法治手段保障传染病防治工作有力开展。

**(二)建设高效统一的监测预警和应急决策指挥体系**

建设高效统一的监测预警和应急决策指挥体系是坚持和完善党的领导制度体系,提高党科学执政、民主执政、依法执政水平的必然要求。一要健全公共卫生应急决策指挥机制。坚持党委和政府的领导和主导地位,构建统一领导、权责匹配、高效协同的决策指挥机制,充分发挥党委和政府在公共卫生应急工作中的组织领导、统筹协调、提供保障等重要作用。二要完善公共卫生应急指挥信息系统。建立覆盖全省的公共卫生应急指挥信息系统,成立公共卫生应急专家库,健全公共卫生资源统筹调度、重大信息统一发布、科学决策机制,不断提高领导集体决策和统筹调度效率。三要搭建应急指挥决策信息平台。加强公共卫生信息化建设,推进数字化改革,加强部门间信息共享,完善监测预警体系建设,为提高疾病监测预警和应急指挥决策效率水平提供信息基础。

### (三)改革完善疾病预防控制体系

改革完善疾病预防控制体系是贯彻预防为主的卫生与健康工作方针,筑牢公共卫生防控网的关键。一要推进疾控体系建设,提升公共卫生应急能力。建设国内一流的省级疾病预防控制中心,做强市级疾病预防控制机构,全面提升县级疾病预防控制机构现场调查处置能力。实施疾病预防控制机构标准化建设项目,配备相应的业务用房、设施设备、技术能力和实验室,完善建设规范,明确功能定位,打造专业化、数字化、现代化、机动化的疾病预防控制体系。二要提升基层公共卫生应急防控能力。加强基层医疗卫生机构标准化建设,实施村级卫生服务"网底"工程,补齐基层医疗卫生机构公共卫生业务用房、设施设备和人才队伍短板,推动公共卫生服务与医疗服务高效协同、无缝衔接,健全防治结合、联防联控、群防群治工作机制,筑牢基层公共卫生防控应急"网底"。三要加强医疗机构、社会零售药店、出入境检疫机构、动物防疫机构等的监测预警和信息系统建设,提高应急工作的及时性、敏感性,做到早期发现,及时控制,结合大数据等技术,实现精准应急防控。

### (四)改革完善重大疫情医疗救治体系

医疗机构是重大疫情防治的前哨,是公共卫生体系的重要组成部分,完善重大疫情医疗救治体系是加快提升公共卫生应急能力的重要任务。一要推进公共卫生应急救治网络建设。完善分级分层、规模适宜、功能完善、平战结合的应急医疗救治体系,规划设置突发公共卫生事件定点救治医院或者定点救治基地。二要加强医疗机构发热门诊等建设。传染病医院、二级以上综合医院和中医医院建设规范化,独立设置发热门诊,支持其他综合医院及乡镇卫生院、社区卫生服务中心、妇幼保健院、儿童医院和具备条件的专科医院发热门诊建设。三要加强公共卫生人才队伍建设。推动医教研协同改革,加强公共卫生应急学科建设,加强高层次、研究型、复合式人才培养。四要加强中医药公共卫生应急能力建设。坚持中西医并重,发挥"温病学"传统优势,打造集临床诊治、科学研究、传承创新、国际合作为一体的省中医疫病防治中心中医疫病防治中心。五要加强完善重大疾病医疗保险和救助机制。健全应急医疗救助机制,确保医疗机构先救治、后收费。探索建立特殊群体、特定疾病医药费豁免制度。六要健全统一的卫生应急物资保障体系。明确各级政府和部门应急物资供应保障主体责任和具体职责,按照统筹规划、突出重点、分级储备、平战结合的原则,建立应急医疗物资储备中心,实施物资储备动态预警、定期轮换和集中销毁的周期运行机制。

**(五)完善加强重大疫情群防群治体系**

完善加强重大疫情群防群治体系是坚持和完善人民当家作主制度体系、发展社会主义民主政治的必然要求,也是加快提升公共卫生应急能力的法宝。一要组织动员社会力量广泛参与疫情防控。加强政府与社会力量、市场机制的协同配合,形成工作合力,全面提升全社会抵御突发公共卫生事件风险的综合防范能力。在全社会开展公共卫生应急知识和技能宣传,提升公民公共卫生危机意识,不断健全完善重大疫情群防群治体系。二要完善爱国卫生群防群控工作模式。创新开展爱国卫生运动工作方式,持续开展环境卫生清洁,扎实做好常态化疫情防控下的爱国卫生工作。三要建立健全公共卫生事件健康科普体系。依托新媒体积极拓展健康教育渠道,扩大健康教育及时性和覆盖面。将公共卫生应急教育纳入中小学生必修课程,定期安排应急演练,提前培养学生的危机意识和公共卫生应急能力。

## 第三节　疾病预防控制体系建设与改革

习近平总书记在参加十三届全国人大三次会议湖北代表团审议时强调:"预防是最经济最有效的健康策略,要立足更精准更有效地防,优化完善疾病预防控制机构职能设置,创新医防协同机制。"构建强大的公共卫生体系,关键是坚持"预防为主"的卫生健康工作方针,改革完善疾病预防控制体系,坚持常备不懈,防患于未然[①]。

### 一、疾病预防控制体系的发展历史

疾病预防控制是政府公共服务职能的重要内容,党中央、国务院始终高度重视。我国最早的疾病防控体系是效仿苏联的模式。1950年,我国成立中央卫生防疫委员会,后更名为中央爱国卫生运动委员会,周恩来总理兼任主任。1953年,我国建立了从省到地市、县的卫生防疫站。在预防控制传染病、寄生虫病、地方病、职业病和食品、环境、职业、放射、学校卫生等方面取得巨大成绩。2000年,国家统一部署,开展卫生监督体制和疾病预防控制体制两项体制改革,原卫生防疫站一分为二,组建各级疾病预防控制中心(以下简称"疾控中心")和卫生监督所。疾控中心成为公益一类事业单位,其职能定位是技术指导支撑,强化"技术"角色,无行政管理

---

① 坚持预防为主改革完善疾病预防控制体系[N].人民日报,2020-06-05(1).

和独立决策权力。各卫生行政部门内设专门卫生监督执法局(处、科)履行监督执法行政职能,并单设事业机构性质或参照公务员管理的卫生监督所承担具体监督执法工作。2002年1月,由卫生部所属中国预防医学科学院等单位合并正式成立中国疾病预防控制中心。2003年取得抗击"非典"疫情胜利后,国家进一步加强疾控体系建设投入力度,疾病预防控制机构的基本条件得到明显改善,疾控综合能力也取得长足发展,成功防范和应对急性肠道传染病、麻疹、登革热、甲型H1N1流感、H7N9禽流感、埃博拉出血热等突发疫情,主要传染病发病率显著下降。2004年12月9日,卫生部颁布《关于疾病预防控制体系建设的若干规定》,规定了疾控机构的7项职责:疾病预防与控制、突发公共卫生事件应急处置、疫情报告及健康相关因素信息管理、健康危害因素监测与干预、实验室检测分析与评价、健康教育与健康促进、技术管理与应用研究指导[①]。

浙江省卫生监督和疾病预防控制体制"两项体制"改革在全国起步较早,1999年浙江省卫生厅、人事厅、编办、财政厅就联合下发了《市(地)、县(市、区)卫生监督体制和预防保健体制改革意见》。2000年卫生部下发《关于卫生监督体制改革的意见》之后,浙江省贯彻落实卫生部提出的"两项体制"改革"两个都加强、两个都发展"的要求,结合本省实际,由省卫生厅再次会同省编办联合下发了《关于进一步推进市、县(市、区)卫生监督体制和预防保健体制改革意见》,至2002年11月,浙江成为首批6个完成地市级改革的省份之一,走在全国前列;到2003年完成全部省、市、县三级卫

---

① 卫生部关于疾病预防控制体系建设的若干规定[J].司法业务文选,2005(18):41-48.

生监督所和疾病预防控制中心的组建、对外挂牌并开展工作。浙江的"两项体制"改革得到了时任卫生部副部长马晓伟带领的卫生部调研组的充分肯定，主要做法包括：一是抓观念转变，以转变观念促职能转变；二是明确职能、理顺关系，建立新的工作机制；三是用好用足政策，及时研究解决改革中的问题，使改革顺利进行，如卫生事业补助政策、日常工作经费财政保障等；四是积极探索加强基层卫生监督和疾病预防控制工作等。2002年11月，卫生部在杭州召开"两项体制"改革经验交流会，对浙江改革进展也给予了表扬。浙江省疾控中心成立以后，积极转变观念，努力适应新的形势和环境要求，明确职责，加强内涵建设，创造性开展工作，取得了一定成效。2003年4月21日、5月19日和2005年4月8日，时任浙江省委书记习近平曾三次视察浙江省疾控中心，就"非典"防控、疾控体系和能力建设、迁建工程等做出重要指示，体现了他的"底线思维、战略思维、精准思维、科学思维、系统思维"，为浙江疾控科学发展指明了道路；习近平同志直接关心、推动浙江省疾控中心迁建工程，是他力推"卫生强省"建设的一个缩影。浙江省疾控中心坚持坚定不移沿着习近平同志为浙江疾控指引的路子走下去，坚持人民之上、生命至上，已发展成为全国"数一数二"的省级疾控中心，并得到习近平总书记2020年4月视察浙江期间的充分肯定。

现阶段的疾病预防控制体系由国家—省—地—县四级机构组成，在业务上自成体系，而垂直管理。2009年3月，中共中央、国务院发布《关于深化医药卫生体制改革的意见》，启动了以"建立健全覆盖城乡居民的基本医疗卫生制度，为群众提供安全、有效、方便、价廉的医疗卫生服务"为长远目标的"新医改"。"新医改"遵循公益性原则,首次明确提出了基本医疗卫生制度为全民公共产品,采取政府购买的方式提供公共卫生服务和基本医疗服务,其中疾病预防控制机构是提供公共卫生服务产品的事业单位,是政府公共服务的重要组成部分。"新医改"以来,虽然包括疾控在内的公共卫生体系发展得到了国家财政持续和稳定的支持,但相对于医疗服务体系的发展有弱化趋势。有研究显示,2003—2009 年,我国公共卫生机构卫生总费用的增速达到每年 24.99%,但 2009—2016年增速降低到 9.87%[①]。由此导致我国部分地区疾控机构的独立地位受到冲击甚至被"边缘化",改革出现反复情况。

新冠肺炎疫情的发生,在高度凸显疾控体系重要作用的同时,也引发疾控体系改革的强烈呼声,疾控体系亟待改革以应对经济社会发展和人民群众新的不断增长的健康需求。习近平总书记也在多个场合多次提到要改革完善疾病预防控制体系,他在 2020 年第 18 期《求是》杂志的署名文章《构建起强大的公共卫生体系　为维护人民健康提供有力保障》中强调,要改革完善疾病预防控制体系,方向是立足更精准更有效地防,在理顺体制机制、明确功能定位、提升专业能力等方面加大改革力度[②]。

## 二、疾病预防控制体系建设取得的成就

### (一)疾控法制建设不断健全

目前,我国已基本形成由基本医疗卫生与健康促进法、传染病防治法、国境卫生检疫法、突发事件应对法、突发公共卫生事件应

---

① 中国社会科学院"社会形势分析与预测"课题组.2020 年中国社会形势分析与预测[J].财经智库,2020(1):2.

② 习近平.构建起强大的公共卫生体系　为维护人民健康提供有力保障[J].求是,2020(18):1-8.

急条例、疫苗法、职业病防治法、食品安全法、药品管理法、中医药法、执业医师法、母婴保健法、献血法、血吸虫病防治条例、艾滋病防治条例、病原微生物实验室生物安全管理条例等法律法规,以及国家卫生健康委和相关部门发布的国内交通卫生检疫条例实施方案、突发公共卫生事件与传染病疫情监测信息报告管理办法、结核病防治管理办法等一系列部门规章和规范性文件等构成的疾病预防控制法律体系。近年来,国家先后出台相关政策文件,明确疾病预防控制机构的投入保障、人员编制、岗位设置和机构建设标准,也进一步规范了疾控机构建设。

### (二)疾控能力建设得到加强

2003—2012 年,随着疾控机构硬件设施和工作条件的大幅改善,国家财政对疾控系统的投入不断增加,各级疾控机构内涵建设和综合能力得到加强。目前,我国已形成以国家、省、市、县四级疾控中心和各类专病防治机构为骨干,医疗机构为依托,基层医疗卫生机构为网底,军民融合,全社会协同的工作网络,基层预防保健组织建设以及医疗卫生机构疾病预防控制责任得到强化;我国已建成全球最大的传染病和突发公共卫生事件报告信息网络,疫情监测报告的及时性大大提高;健全了政府领导、部门协作、全社会广泛参与的联防联控工作机制[①];全民健康保障信息化改革背景下,疾病预防控制信息系统建设加速发展;培养和锻炼了一支熟练掌握疾病与健康危害因素监测、流行病学调查、疫情信息管理、消毒和病媒生物控制、实验室检验检测、健康教育与促进等相关技能

---

① 国务院关于传染病防治工作和传染病防治法实施情况的报告——在 2013 年 8 月 28 日在第十二届全国人民代表大会常务委员会第四次会议上[J].中华人民共和国全国人民代表大会常务委员会公报,2013(5):758-762.

的公共卫生专业队伍;在疫情暴发和突发公共卫生事件发生时,能有效开展现场流行病学调查和应急处置等相关工作。

**(三)疾控业务管理更加科学规范**

疾控工作内容从传染病扩大到慢性病、健康教育和健康促进等;工作内容的变化在行政和专业机构设置上得到了体现,并在防病工作中发挥了重要作用。突出表现为以财政项目带动疾控工作的开展,包括本地财政投入和国家、省转移支付项目,实行项目化管理和绩效评价制度。通过项目工作的开展,提升了工作的平台,强化了以项目促发展的工作模式。应对突发公共卫生事件、实施疾病预防控制、开展健康教育和健康促进以及应用性研究等履行公共服务职能工作不断得到加强。与此同时,开展有偿服务的检验检测、体检等非公共卫生服务职能工作逐渐削弱。以 2017 年的取消疾病预防控制中心"三项收费"为标志,成为疾控机构转变职能、强化公益属性的重要举措①。

**(四)疾病预防控制成效显著**

一是传染病发病率持续保持在历史低位水平。2019 年全国甲乙类传染病报告发病率为 220.0/10 万,较 2005 年下降 18 个百分点;维持无脊灰状态,在全球率先消灭丝虫病,1995 年基本消灭麻风病,1996 年消灭血吸虫病,2012 年消除新生儿破伤风,有效控制鼠疫、霍乱、百日咳、麻疹、乙肝、流脑、乙脑等传染病,艾滋病总体处于低流行水平,涂阳肺结核患病率、死亡率明显下降。二是城乡居民健康素质提高。2019 年全国居民平均期望寿命为 77.3 岁,比 2000

---

① 王茜,王健,张悦.取消疾病预防控制中心"三项收费"后产生的影响和对策分析[J].
中国卫生经济,2018(8):26-28.

年的 71.4 岁增加 5.9 岁;孕产妇死亡率从 2000 年的 53.0/10 万下降到 17.8/10 万,婴儿死亡率从 28.4‰下降到 5.6‰。三是实施扩大国家免疫规划、艾滋病、结核病、血吸虫与包虫病、精神卫生与慢性非传染性疾病等一批重大公共卫生项目,惠及亿万群众,有效预防控制重大疾病及其危险因素。四是我国基本公共卫生服务项目均等化水平逐年提高,2020 年人均财政补助标准达 74 元,基本覆盖生命全过程。

**(五)疾控国际合作影响提升**

疾控机构科技创新驱动发展的支撑作用更加突显,通过科技创新、学科建设、对外交流,开展应用性科学研究,提高疾控业务技术指导能力,促进了疾控事业的可持续发展。疾控体系积极参与全球卫生安全治理和国际卫生突发事件应对合作,援助有关发展中国家提升公共卫生能力,包括援助菲律宾抗击台风灾后防病、多轮援非抗击埃博拉疫情,得到国际社会的广泛赞誉。新冠肺炎疫情发生以来,疾控机构密切同世界卫生组织和相关国家友好合作,主动分享疫情和病毒信息、抗疫经验做法。

**三、疾控体系建设发展面临的挑战与问题**

**(一)当前疾控体系建设发展主要面临六个方面的挑战**

一是新发再发传染病防控形势依然严峻。传染性疾病仍然是发病率高、病死率高的疾病,仍然是威胁人类健康的重要原因。随着经济全球化进程的不断加快,国际经贸往来和人员交往日益增多,传染病的快速传播风险也日益加大,不仅威胁我国和广大发展中国家,也威胁发达国家。世界卫生组织发表的危害人群健康最严重的 48 种疾病中,传染病和寄生虫病占 40 种,发病人数占病人总数的 85%。近年来,国际上先后出现了 30 多种新发现传染病,如 SARS、H5N1、H7N9 禽流感、中东呼吸综合征、新型冠状病毒肺炎等，一些早已得到控制的老的传染病如霍乱、肺鼠疫、肺结核等死灰复燃，防治任务依然非常艰巨。

二是慢性非传染性疾病成为最重要死因。我国疾病谱、死因谱正在发生变化，以心脑血管疾病、恶性肿瘤、慢性呼吸系统疾病和糖尿病为代表的慢性非传染性疾病已成为威胁国民健康的重要公共卫生问题。在我国，高血压、心脑血管疾病、肿瘤、糖尿病、慢性阻塞性肺疾病等慢病引起的死亡比例不断增加，已成为我国居民最重要的死因；我国慢病呈现发病率高、致残率高、死亡率高、卫生费用支出率高和控制率低的"四高一低"现象①。

三是环境污染与职业病危害将长期存在。据统计，我国有毒有害企业超过 1600 万家，接触职业病危害因素的总人数超过 2 亿。估计现有尘肺病人 44 万多例，每年新增尘肺病例约 1 万例；我国每年尘肺病人死亡人数约 6000 人，是安全生产事故死亡人数的 2 倍②。职业性化学中毒也是我国的重点职业病之一，发生率仅次于尘肺病。我国环境污染问题日益突出，环境污染所致人群健康危害已广泛显现并进入高发期。

四是精神卫生和心理健康问题日益突出。随着我国国民经济的发展，社会经济体制改革日益深入，社会竞争更加激烈，劳动力的重新组合，人口和家庭结构的变化，原有社会支持网络的削弱，导致了各种心理应激因素急剧增加，精神卫生问题日益突出。儿童的行为问题、大中学生的心理健康问题、职业心理健康问题、妇

---

① 潘锋.新形势下我国慢病管理体系仍需加强和完善——访全国政协委员、北京大学第一医院霍勇教授[J].中国医药导报,2021(9):1-3.

② 唐敏珠,褚敏捷.2010—2018 年我国职业病发病情况及防治现状[J].解放军预防医学杂志,2020(2):37-40.

女的产后和更年期抑郁、老年期精神障碍、酒精与麻醉药品滥用以及自杀等问题明显增多。

五是人口老龄化相关疾控问题日趋严重。人口老龄化是全球性问题。2019年末我国60岁及以上的老年人口数达到2.54亿，占总人口的18.3%，而且预计老年人口数量将以每年3.2%的速度持续增长①。大部分老龄人口生活在社会保障不健全的农村或乡镇，老年人的健康问题比任何年龄段的人都多，而且解决难度也大。如何提高我国老年人群的无残疾预期寿命，将是医疗卫生包括疾控体系面临的新课题。

六是食品安全风险依存且面临严峻考验。近年来，我国食品安全法治建设和监督机制、食品安全卫生标准体系建设正在持续完善。食品安全意识欠缺，导致食品安全事件频繁发生，反映出滥用食品添加剂、化学残留过量、微生物污染等具体问题，给健康中国背景下食品安全风险防控造成现实困境。

**（二）当前疾控体系建设发展主要存在四个方面的问题**

一是功反陷阱，重医轻防思想尚未扭转。疾病预防控制事业始终未能摆脱"做得越好，得到越少"逆向投入与评价的怪圈。原因是功绩负向反馈循环陷阱，成绩越是突出，人民健康越好，疾病威胁越少，政府重视程度下降、投入减少，事业发展停滞甚至倒退。新冠肺炎疫情暴发之前，部分地区疾控机构被撤销合并在一定程度上就反映了上述现象。

二是投入不足，缺乏稳定增长机制。2012年数据显示，财政投入占疾病预防控制中心基本支出的比例平均只有59.3%。以浙江

---

① 赵忠.从国家战略高度应对人口老龄化[N].人民日报,2021-04-29(5).

省为例,2018 年全省疾控经费在全省各级卫生健康经费总投入中占比仅为 3.2％。2010—2017 年浙江省公共卫生投入占比增幅要明显低于公立医院、基层卫生院财政投入占比增幅。

三是编制不足,人才队伍不够稳定。相关数据显示,从 2008 到 2018 年,全国卫生人员从 617 万人增加到 1230 万人,但同期疾病预防控制机构人员却从 19.7 万人减少到 18.8 万人,且流失的人员以高学历人才、专业技术骨干为主[①]。浙江省全省疾控中心编制总量为 0.984/10 万,明显低于国家(1.75/10 万)和浙江省(1.2～1.4/10 万)疾控机构编制标准;各级疾控机构平均绩效工资较低,且缺少增长机制;职工晋升、激励等政策不完善,高级职称比例偏低,部分人才无法正常晋升;2016—2018 年浙江省疾控系统流失各类人才达 255 名。

四是基层薄弱,社区疾控能力不足。社区疾控经费投入不足、人员专业素质较低、缺乏规范指导是制约社区疾控工作开展的主要原因[②]。基层公共卫生人员紧缺,公共卫生工作人员一岗多职、多个任务并行现象极其普遍;基层公共卫生人员大部分由护理人员、老年医务人员和村卫生室人员调用,队伍素质亟待提高;公共卫生专业技术人员比例低、年龄普遍较大且结构老化,特别是待遇较低等问题加剧了后续人员无法补充到位的情况。

### 四、疾病预防控制体系改革的未来展望

党的十八大以来,以习近平同志为核心的党中央坚持以人民为中心的发展思想,将疾病预防控制作为卫生健康事业改革发展

---

[①]　马福昌.留住疾控人才,投入和培养是根本[N].健康报,2020-09-20(6).

[②]　姚强,郑余焕,卢苗贵,等.社区疾病预防控制工作问题与对策探究[J].中国农村卫生事业管理,2010(8):657-659.

的重要内容,坚持预防为主,稳步发展疾病预防控制体系,疾病预防控制事业迎来了更多的发展机遇。展望未来,面对疾病预防控制新形势、新挑战,疾控事业的发展需要统一认识,整合并充分利用各类资源,按照社会需求和地方实际,科学部署,总体规划。疾病预防控制政策和策略的制定或调整,既要着眼当前,深入研析,又要放眼未来、具有远见卓识,对推动疾病预防控制事业的发展具有十分重要的意义。

《"健康中国 2030"规划纲要》提出:到 2020 年,建立覆盖城乡居民的中国特色基本医疗卫生制度,健康素养水平持续提高,健康服务体系完善高效,人人享有基本医疗卫生服务和基本体育健身服务,基本形成内涵丰富、结构合理的健康产业体系,主要健康指标居于中高收入国家前列。到 2030 年,促进全民健康的制度体系更加完善,健康领域发展更加协调,健康生活方式得到普及,健康服务质量和健康保障水平不断提高,健康产业繁荣发展,基本实现健康公平,主要健康指标进入高收入国家行列。到 2050 年,建成与社会主义现代化国家相适应的健康国家[①]。

### (一)总体思路

**一条主线**:业务技术管理和服务是中心发展的核心内容,疾控机构所有工作应坚持以业务技术为主线,其他工作必须服从、服务于业务建设与发展;人财物等资源合理配置与利用,在既有政策、条件下优先保障重点业务工作。省、市、县疾控机构要区分业务重点,省市要"强",突出技术创新、强化监测预警和应急处置中心,县区要"通",发挥桥梁和指导作用,社区疾控工作要"实",采取实用

---

① 中共中央,国务院."健康中国 2030"规划纲要[J].中国预防医学杂志,2019(8):770-785.

办法、注重实际效果①。

**两个目标**：①系统内有美誉度、权威性：疾控机构工作人员应该是业务技术指导的专家、公共卫生政府决策的顾问、新闻媒体信息发布的权威、预防医学学科的主要团队、疾病防控项目的牵头单位、公共卫生业务的指导中心。②疾控机构在社会上有知名度、影响力：疾控机构应针对政府关注的重点问题、社会关切的焦点问题、群众关心的难点问题，积极开展调查研究，提出政策建议，倡导和落实健康干预措施，保障公共卫生安全、保护人民群众健康和促进经济社会发展。

疾控机构要在项目、科研、服务等三个方面，突出重点，突破难点，形成特色。

疾控机构的建设要具备四个意识，即：融入经济社会发展的大局意识，融入健康中国建设的主体意识，融入深化医药卫生体制改革的协同意识，融入全球发展的一流意识。

疾控体系发展要坚持五大原则。①服务大局：围绕"四个全面"，树立"五大发展理念"，建设"健康中国"，有使命感、责任感、紧迫感，让政府放心、社会认可、基层接受、群众满意并有获得感。②面向基层：要重心下沉、关口前移，聚焦突出公共卫生问题开展调查研究，综合分析与判断，提出对策建议，并通过基层培训与指导，解决基层实践。③面向未来：围绕建设社会主义现代化强国和高质量发展相匹配的疾控体系和疾控能力，为我国进入世界舞台的中央，实现中华民族的伟大复兴提供坚强的疾病预防控制保障。④以人为本：打造高水平的疾控人才队伍建设，包括领导班子建设、中层干部培

---

① 谭晓东,周敦金,段纪俊.新医改形势下各级疾控机构功能再定位[J].公共卫生与预防医学,2009(2):1-3.

养、学科梯队建设、专业人才和复合型人才培养,形成核心竞争力;推进改革发展,不仅仅是办公现代化,改善工作条件、设施设备,提高工资薪酬待遇;还要提高政治站位,加强制度管理、团队学习,打造共同愿景,丰富精神文明与文化建设;要努力营造"尊重知识、尊重人才"的用人氛围,建设人才高地,让疾控职工有成就感、荣誉感和获得感,让职工有作为、有地位,有积极性、有创造性,爱岗敬业,与时代一起进步,与事业共同发展。⑤科技兴业:疾控机构要树立新发展理念,制定科技发展规划,完善单位规章制度,出台科技奖励政策,注重科技成果转化,并列入单位和职工绩效考核目标。

### (二)改革进展

2020 年下半年,新冠肺炎疫情防控取得阶段性胜利以后,相继有省份出台旨在加强公共卫生体系建设的改革性文件,其中就涉及疾控体系改革,但总体上以改善运行机制为主,体制改革内容较少。2021 年 4 月,国家疾病预防控制局成立,拉开了新的疾控体制改革大幕,标志着新一轮加强公共卫生体系建设"补短板"的疾控体制改革启动,具体改革措施将逐步落地。2021 年 5 月,国家卫生健康委提出,下一步疾控体系改革主要包括 6 个方面:推动加强公共卫生的组织领导,建立集中统一高效的领导指挥体系,完善突发公共卫生事件的应急响应机制;改革完善疾病预防控制体系;运用大数据、人工智能、云计算等数字技术,在疫情监测分析、病毒溯源、防控救治、资源调配等方面更好地发挥支撑作用;加快构建核心技术攻关的新型举国体制;推动加强公共卫生法律法规预案和监督机制的建设;加强国际交流合作,积极参与全球卫生治理,分享中国经验等①。浙

---

① 国家卫健委.疫情暴露出短板将改革完善疾控体系[EB/OL]. https://baijiahao. baidu. com/s? id=1666191979884696013&wfr=spider&for=pc.

江省疾控系统的改革将参照国家方案进行。

综上所述,新的疾控体制改革是在总结既往疾控体系建设发展经验,针对新冠肺炎疫情应对暴露的问题,以"补短板、堵漏洞、强弱项"为重点,通过充分科学的论证,以顶层设计的形式在全国铺开,充分体现了党中央、国务院对疾控体系建设发展的高度重视和深刻关切,必将推动我国疾控体系建设进入一个全新的历史时期,其改革效果也将在今后的健康中国建设过程中、在经济社会发展的过程中得到实践的检验。

### ◈◈ 本章小结

改革开放以来,随着工业化、城市化的推进,人员流动加大,出现了一系列公共卫生问题,公共卫生任重道远。浙江省委省政府认真学习贯彻习近平总书记关于公共卫生工作的重要论述,按照习近平总书记的总体部署要求,着眼于建设卫生强省、健康浙江的工作目标,加快推进公共卫生体系建设,推进公共卫生建设的各项工作,已建成全覆盖、高效率、现代化的公共卫生体系,成功有效应对各种公共卫生挑战。

本章分为三部分内容,分别介绍了浙江全面开启公共卫生体系建设重大民生工程,补齐公共卫生短板,加强医防协同,创新科学研究,全省健康水平取得极大提高;浙江建立完备的公共卫生应急体制,形成平战结合高效运行机制,完善应急法治保障,有效处置各类应急事件等方面的成效;浙江疾病预防控制发展历程和取得的显著成就,对疾病预防控制体系改革提出展望。

浙江省始终按照习近平总书记赋予浙江"努力成为新时代全面展示中国特色社会主义制度优越性的重要窗口"的新目标、新定位,坚持一张蓝图绘到底,一任接着一任干,不断推进浙江公共卫生体系整体上走在全国前列,围绕卫生应急、疾病预防控制等工作进行有益探索和创新,为全国公共卫生工作贡献浙江示范和浙江经验。

◆◆ **思考题**

1.在浙江高质量发展和建设共同富裕示范区的时代背景下,公共卫生工作应该如何发挥其作用?

2.浙江省健康浙江建设过程中,在公共卫生应急领域主要做了哪些改革探索? 如何进一步加强和完善公共卫生应急体系建设?

3.结合我国新冠肺炎疫情防控,思考疾控体系在其中发挥的作用,并指出存在哪些问题及提出相应的对策建议?

◆◆ **拓展阅读**

1.习近平.干在实处 走在前列[M].北京:中共中央党校出版社,2006.

2.习近平.关于统筹疫情防控和经济社会发展重要论述选编[M].北京:中央文献出版社,2020.

3.习近平.在全国抗击新冠肺炎疫情表彰大会上的讲话[M].北京:人民出版社,2020.

4.王陇德.突发公共卫生事件应急管理——理论与实践[M].北京:人民卫生出版社,2008.

5.怀特,张孔来.弥合裂痕[M].北京:科学出版社,1995.

6.福奇.着火的房子·消灭天花之战[M].王宇,译.北京:人民卫生出版社,2015.

深化医疗卫生体制改革,理顺医药卫生行政管理体制,推行政事分开、管办分开、医药分开、营利性和非营利性分开。有效整合城乡医疗卫生资源,强化公立医院公共服务职能,重点加强农村三级卫生服务网络和以社区卫生服务为基础的新型城乡社区卫生服务体系建设。

——摘自时任浙江省委书记习近平在 2005 年中共浙江省委十一届十一次全体(扩大)会议上审议通过的《中共浙江省委关于认真贯彻党的十六届六中全会精神,构建社会主义和谐社会的意见》,2006 年 11 月 15 日

# 第三章　贯彻以人为本　深化医药卫生体制改革

## ◆◆ 本章要点

1. 深化医药卫生体制改革,既要注重整体设计,明确总体改革方向、目标和基本框架,又要突出重点、分步实施,积极稳妥地推进改革。本章介绍浙江新医改的"四梁九柱"框架和四个阶段的重点工作任务。

2. 浙江始终坚持"以人为本的整合型卫生服务"的理念,针对医疗服务资源"头重脚轻"、体系"碎片化"、大医院"高峰不高"和基层"能力不强"等制约卫生健康事业高质量高水平发展的短板,系统谋划、整体推进,探索实践出一条具有浙江特色的整合型医疗卫生服务体系新路子。

3. 浙江公立医院综合改革始终坚持公益属性的基本定位,以建立健全现代医院管理制度为目标,坚决破除公立医院的"以药补

医"机制,将管理体制、运行机制、价格调整、医保支付、薪酬制度等作为改革重点,着力建立维护公益性、调动积极性、保障可持续的公立医院运行机制。

深化医药卫生体制改革,是实施"健康中国"战略和维护人民群众健康的重要举措。习近平总书记在 2016 年 8 月全国卫生与健康大会上强调:"着力推进基本医疗卫生制度建设,努力在分级诊疗制度、现代医院管理制度、全民医保制度、药品供应保障制度、综合监管制度五项基本医疗卫生制度建设上取得突破。"习近平总书记的重要讲话为深化医改提供了遵循,指明了方向。

习近平同志在浙江工作期间,一直高度重视医药卫生体制改革,把深化改革作为推进卫生现代化的根本动力。对这段时期的医改工作评价,《人民日报》曾报道①,浙江省许多工作走在全国前列,概括地说为"六个率先、一个领先":率先出台全省卫生现代化建设纲要,率先完成乡镇卫生院的危房改造,率先完成全省卫生监督执法和疾病预防控制体制的改革,率先提出在城市和农村同步开展社区卫生服务,率先在全省全面建立新型农村合作医疗制度,率先在全省实施"农民健康工程",从而使浙江人群主要健康指标和农村卫生指标在全国处于领先地位。近年来,浙江坚定不移沿着习近平总书记指引的"健康中国"战略,把保障人民健康放在优先发展的战略位置,坚持基本医疗卫生事业的公益性,聚焦影响人民健康的重大疾病和主要问题,一张蓝图绘到底,医药卫生体制改革不断迈上新台阶,构建了具有浙江特色的基本医疗卫生制度,患者就医负担逐步减轻,群众健康水平明显提升。到 2020 年底,全

---

① 张曦.把人民生命安全和身体健康放在心里[N].人民日报,2020-06-15(1).

省人均预期寿命达 79.47 岁,孕产妇死亡率、5 岁以下儿童死亡率分别控制在 3.86/10 万和 3.03‰,个人卫生支出占卫生总费用比例下降到 26％以下,人均主要健康指标接近或达到高收入国家水平,为高水平全面建成小康社会奠定了坚实健康基础。

## 第一节　浙江省医药卫生体制改革的整体谋划

医改作为事关民生的重大改革,唯有拿出清晰的顶层设计,形成明确的制度导向,才能落到实处。浙江始终把推进卫生制度和机制创新改革贯穿于医药卫生体制改革全过程,在贯彻落实 2009 年中共中央、国务院《关于深化医药卫生体制改革的意见》及其新医改"四梁八柱"顶层设计的基础上,围绕破解浙江城乡医疗卫生资源配置不均衡、基层卫生相对薄弱的省情,增加了完善"基层卫生新机制"这一内容,我们称之为"四梁九柱"①(见图 3-1),为浙江医疗卫生事业长远发展奠定了坚实的基础。"四梁"包括公共卫生服务体系、医疗服务体系、医疗保障体系和药品供应保障体系;"九柱"包括统一协调管理体制、高效规范运行机制、政府主导多元投入、科学合理价格机制、科技人才保障机制、实用共享信息系统、严格有效监管体制、建立健全法律制度和基层医疗管理体制等。

回顾十年来医改历程,浙江始终坚持"以人民健康为中心",贯彻落实习近平总书记在全国卫生与健康大会上的重要讲话精神,以"建立健全覆盖城乡居民的基本医疗卫生制度,为群众提供安

---

① 马伟杭,等.浙江省深化医药卫生体制改革探索与思考[J].中华医院管理杂志,2017(2):84-87.

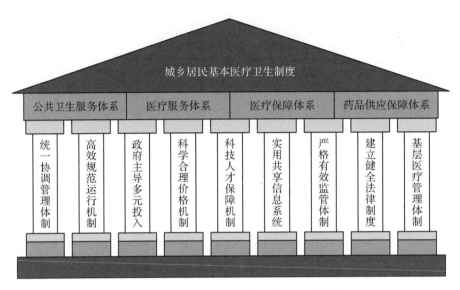

**图 3-1 浙江新医改的"四梁九柱"框架**

全、有效、方便、价廉的基本医疗卫生服务"为总体目标,坚持一张蓝图绘到底,强力推进医药卫生供给侧结构性改革,着力解决"看病难、看病贵、看病烦"和"加强预防少生病"等问题。其主要分为四个阶段,每一个阶段都有工作重点和要突破的难点,改革体现了系统性、渐进性和先进性。

## 一、三年五项重点任务阶段(2009—2011 年)

2009 年,浙江省委省政府出台《关于深化医药卫生体制改革的实施意见》,省政府办公厅印发《浙江省深化医药卫生体制改革2009—2011 年重点任务实施计划》,主要以基本医疗保障制度、基本药物制度、基层医疗卫生服务体系、基本公共卫生服务和公立医院改革"四基一公"为改革框架,安排了五方面重点改革任务和 27项工作具体改革内容。

一是加快推进基本医疗保障制度建设。不断扩大城镇职工、城镇居民基本医疗保险和新型农村合作医疗覆盖面,医疗保障基本实现全民参保,三项医疗保险制度覆盖97％以上的城乡居民,基本实现了全民参保,提前达到国家90％要求。保障水平进一步提高,2011年职工、城镇居民医保和新农合政策范围内住院费用报销比例分别提高到79.6％、60％、60％。搭建全省异地就医结算平台,实现省域范围内异地就医联网结算,比全国提前五年完成目标任务。

二是初步建立国家基本药物制度。政府办基层医疗卫生机构全面实施基本药物制度,统一配备和使用307种国家基本药物,省增补了150种、县(市、区)自主选择50种非目录基本药物,基本满足群众用药需求。建立以政府为主导、以省为单位的药品网上集中采购制度,实行公开招标采购,统一配送,减少药品流通中间环节,群众医药费用负担大大减轻。

三是健全基层医疗卫生服务体系。在"五大百亿工程"的基础上[1],加快推进基层医疗卫生机构标准化建设,打造"20分钟医疗服务圈"。共实施县级医院标准化建设项目40个,中心乡镇卫生院项目146个,欠发达地区和海岛地区卫生院项目300个,村卫生室6000个,培养全科医生2067名、社区护士2100名。

四是促进基本公共卫生服务均等化。全面实施9大类基本公共卫生服务项目和7类重大公共卫生服务项目,2011年人均基本公共卫生服务经费达到23.2元。加强公共卫生服务能力建设,改善专业公共卫生机构设施条件,重点加强卫生监督、采供血、应急救援、精神卫生、传染病、妇幼卫生等机构基本建设。

五是推进公立医院改革试点。出台县级公立医院改革试点指

---

① 习近平.全面实施"五大百亿"工程再创我省环境新优势——在全省重点建设暨"五大百亿"工程工作会议上的讲话[J].浙江经济,2003(12):6-9.

导意见,首批 6 个试点县(市)率先启动县级公立医院综合改革。编制区域医疗机构设置规划,全面建立医疗纠纷第三方调解机制,建立全省统一的预约诊疗服务平台,139 家医院开展了临床路径管理试点。以控制医药费用为主要内容的改革全面推进[①],较好地遏制了医药费用过快增长的势头。

## 二、"十二五"医改推进阶段(2012—2015 年)

2012 年,浙江省政府出台《浙江省"十二五"期间深化医药卫生体制改革实施方案》,以城市优质医疗资源重心下移、药品零差率为切入,深入推进公立医院综合改革、建立基本医疗保障体系、提升基层服务能力、多元化办医等四项重点任务。

一是推进实施"双下沉、两提升"工程。针对群众就医需求"正三角"和城乡医疗资源配置"倒三角"之间的突出矛盾,在省委、省政府强力主导下,着力推动城市医院和城市医生下基层,54 家城市三甲医院与 122 家县级医院开展了紧密型合作办医,实现对全省 90 个县(市、区)全覆盖,并以此为突破口深化医药卫生体制改革,受到时任副总理刘延东批示肯定。省政府出台了关于推进"双下沉、两提升"长效机制建设的实施意见,以人才、资金、技术、管理等下沉为纽带,有效形成"双下沉、两提升"长效机制[②],2013—2018 年累计下达专项资金 15.2 亿元。

二是实行以药品零差率为切入点的公立医院综合改革。在 2012 年底县级层面全面启动公立医院综合改革的基础上,2013—2014 年,又启动 11 个地市市级公立医院和省级公立医院综合改革。到 2014 年 4 月,全省所有公立医院除中药饮片外,所有药品

---

① 吴凤清,顾旻轶.浙江县级医改破冰[J].中国医院院长,2012(10):38-46.
② 王玉宝.厚重的百姓获得感[N].浙江日报,2016-04-20(01).

实行零差率销售。同时，在投入、补偿、运行、监管等环节上加强联动，通过调整医疗服务价格、改进医院内部管理、推进医保支付方式改革、完善政府投入政策等措施，建立起公立医院运行新补偿机制。2011—2015 年，各级财政对公立医院补助年均增长 17.6％，公立医院药占比平均下降 8.7％，门诊和住院均次费用年均增长得到较好控制，医疗费用个人自负比例连续实现零增长。

三是不断完善全民医保体系。建立和完善了基本医疗保险和大病保险制度，在 2001 年建立职工医保制度、2003 年建立新型农村合作医疗制度①、2007 年建立城镇居民医疗保障制度的基础上，2014 年市县新农合管理职能统一归并到人社部门，建立覆盖各类人群的大病保险制度，比国家要求提前 2 年完成任务。2015 年在全国率先建立罕见病医疗保障机制。到 2015 年底，全省城乡居民基本医保参保人数达到 3202 万人。年人均筹资标准 785 元，其中财政补助 542 元。

四是提升基层服务能力。在推进乡镇卫生院（社区卫生服务中心）、村卫生室标准化建设的基础上，省财政每年安排不少于 2 亿元专项用于补助基层医疗卫生机构设备配置更新。持续深化基层卫生综合改革，逐步完善基层医疗卫生机构的财政投入保障政策，全面建立基层医疗卫生机构绩效工资制度和绩效考核办法，鼓励基层"多劳多得、优绩优酬"。采取定向培养农村社区医生、各类岗位培训等方式提升基层卫生服务能力。在做强基层的同时，加快推进分级诊疗和责任医生签约服务等重点领域改革，省政府出台了推进责任医生签约服务的实施意见。

五是形成多元协同办医格局。将健康产业列入七大万亿产业

---

① 袁亚平．浙江"农民健康工程"惠及千万农民［N］．人民日报，2006-11-09(2).

加以重点培育[1],加大社会办医和健康服务业发展扶持力度,优化社会力量参与健康服务的政策环境。提升社会办医规模水平,拓宽项目领域,发展一批医养结合、第三方检验等新型医疗机构。截至2015年底,全省社会办医项目286个,涉及床位4.34万张。

### 三、"十三五"医改深化阶段(2016—2020年)

2016年,浙江被国务院医改领导小组确定为综合医改试点省,省政府出台《浙江省深化医药卫生体制改革综合试点方案》。2020年,浙江省深化医药卫生体制改革联席会议办公室出台《进一步深化医药卫生体制改革"三医联动""六医统筹"工作的通知》,以深化综合医改试点省建设,以五项基本医疗卫生制度为框架,深化"医疗、医保、医药"联动改革。

一是持续推进分级诊疗制度。加快构建优质高效的整合型服务体系,强力实施浙江"医学高峰"建设计划[2],打造生命健康科创高地,拔高服务体系"金字塔"塔尖。全面推进城市医联体和县域医共体建设,整合优化城市、县乡医疗卫生机构资源,较好破解基层服务能力不强短板。促进县乡村卫生一体化,筑牢基层"网底"。基层就诊率和县域就诊率逐年稳步提高,基层就诊率从2016年的50.5%上升至2020年的53.6%,县域就诊率从2016年的84%上升至2020年的88.9%,基本实现小病在基层,大病不出县。

二是有序建立现代医院管理制度。扎实推进新时代公立医院党的建设工作,"五位一体"的工作经验(部门职责、党委领导下的院长负责制、党建制度体系、工作要点和指导体系)得到中央《党建

---

[1] "四个一批"载体成健康产业发展主阵地——浙江省健康产业"四个一批"监测报告[J].浙江经济,2018(18):19-22.

[2] 张平.浙江:借力委省共建打造医学高峰[N].健康报,2020-08-10(5).

要报》专刊介绍。构建现代医院外部治理体系,积极落实政府投入政策,公立医院财政补助收入占总支出的比重稳步提升,从 2015年的 8.65％增长至 2020 年的 16.03％,公立医院各类医保收入占总支出的比重增幅稳定,医疗费用不合理增长得到较好控制,费用增长率均控制在国家要求以内。完善医院内部管理,落实公立医院人事管理、内部分配、运营管理等自主权。推进医疗服务价格改革,优化公立医院经济运行机构,改革完善人事薪酬制度。

三是健全完善全民医保制度。基本医保参保率达到 99％,率先完成城乡居民医保制度整合、全省统一大病保险制度、全省异地就医互联网结算、医保智能监管全省覆盖等工作。建立慢性病医保制度,持续深化医保总额预算管理下的多元复合式医保支付方式改革,全省域推进住院费用按疾病诊断相关分组(DRG)点数付费。

四是稳步推进药品供应保障制度。进一步规范药品耗材采购交易流程,巩固完善“三流合一”药械采购平台和药品采购“两票制”①,完善低价药产品和短缺药品管理,实施国家组织药品耗材集中带量采购和抗癌药专项集中采购。

五是改革完善综合监管制度。健全工作制度,建立协调机制,着力构建政府、机构、行业、社会多元化监管格局。强化医疗卫生行业全过程闭环监管和要素协同监管,加强重点监控药品和高值医用耗材合理使用,强化医保基金使用监管。

## 四、“十四五”医改阶段(2021—2025 年)

坚持以习近平新时代中国特色社会主义思想为指导,忠实践行“八八战略”,奋力打造“重要窗口”,坚持以人民为中心的发展思

---

① 杨敬.药械采购的“浙江之路”[J].中国卫生,2016(5):21-23.

想,坚持新时期卫生健康工作方针,以推动高质量发展为主题,以深化供给侧结构性改革为主线,以改革创新为根本动力,通过"十四五"医改规划,进一步明确医药卫生体制改革的总体方向、基本路径、重点领域和关键环节,深化"三医联动""六医统筹"集成改革,更加注重关口前移和重心下沉,更加注重结构调整和体系优化,更加注重数字化改革和制度创新,切实增强人民群众获得感,奋力打造全国综合医改示范省。主要任务是:到 2025 年,覆盖全民的基本医疗卫生制度更加成熟定型,"三医联动""六医统筹"集成改革标志性成果更加凸显,人人享有更加公平可及、系统连续、优质高效的全方位全周期健康服务,为基本建成健康浙江、加快卫生健康现代化和促进全体人民共同富裕奠定坚实基础。

一是分级诊疗格局更加合理。坚持居民自愿、政策引导、数字赋能,完善服务网络、运行机制和激励机制,巩固基层首诊、双向转诊、急慢分治、上下联动的分级诊疗制度。患者异地就医、跨区域流动明显减少,基层就诊率达到 65% 以上,县域就诊率达到 90% 以上。

二是医疗保障更加有力。围绕"公平医保、精准医保、赋能医保、数字医保、绩效医保、法治医保"建设主线[1],形成更加完善的多层次医疗保障体系,医保基金战略性购买作用进一步强化,基本医疗保险户籍人口参保率大于 99%,城乡居民医疗保障水平进一步提高,个人卫生支出占卫生总费用比例保持在 26% 以下。

三是现代医院管理制度更加完善。强化体系创新、技术创新、模式创新、管理创新[2],健全维护公益性、调动积极性、保障可持续

---

① 杨烨.唯实唯先谋新篇砥砺奋进新征程——"六个医保"描绘"十四五"浙江医疗保障蓝图[J].中国医疗保险,2021(1):9-12.
② 习近平主持召开中央全面深化改革委员会第十八次会议[J].预算管理与会计,2021(3):4-5.

的运行新机制,推动公立医院高质量发展。医院收支结构进一步优化,公立医院医疗服务收入占比达到35%以上,人员支出占业务支出的比例达到45%左右。

四是药品耗材采购供应机制更加健全。推动药品耗材集中带量采购工作常态化制度化,畅通采购、使用、结算等环节,药品耗材价格逐步回归合理水平。全面完成药品和医用耗材集中带量采购中选产品约定采购量,省级集中带量采购覆盖药品品种达100种、医用耗材达20类,竞争性准入药品采购金额占比达到65%。

五是综合监管更加有效。健全职责明确、分工协作、运行规范、科学有效的医疗卫生行业综合监管长效机制,医疗、医药、医保等部门的联合双随机抽查率达到25%以上,医疗卫生单位依法执业自查率达到35%以上,医保信用监管定点医药机构覆盖率高于95%。

## ◆◆ 案例 3-1

### 湖州医改是三明经验在浙江的生动实践

2021年3月,习近平总书记在福建省三明市考察时强调,"三明医改体现了人民至上、敢为人先,效果是好的,改革经验是有价值的,值得各地因地制宜借鉴"。10月21日,国务院医改领导小组秘书处在浙江湖州召开新闻发布会,介绍浙江省重点是湖州市学习推广三明医改经验有关情况。发布会上,国家卫生健康委体改司司长许树强介绍,"三明医改经验是在长期改革实践中先行先试、攻坚克难、努力探索形成的,得到了党中央、国务院的充分肯定,值得各地认真学习借鉴。浙江省湖州市创造性地把三明医改经验与当地实际结合起来,在深化公立医院综合改革、建设优质高效的整合型医疗卫生服务体系等方面取得积极进展。"

湖州市在学习三明医改经验、推进全国"三医联动"改革基础上,创新开展医保、医疗、医药、医院、中医和医生的"六医统筹",强化管理体制、运行机制、支撑体系、服务供给的改革联动,着力推动解决群众看病难、看病贵、看病烦问题。连续 3 年获全省公立医院综合改革绩效评价第一,健康浙江考核连续 2 年全市域全优秀,公立医院综合改革 3 次获得国务院办公厅督查激励。2021 年,湖州市作为代表参加国务院医改领导小组会议并作汇报,中央政治局委员、国务院副总理、国务院医改领导小组组长孙春兰充分肯定了湖州市"三医联动"集成改革的有关做法。

一是聚力改革攻坚,建"强"管理体制。建立以市委、市政府主要领导为双组长的市医改领导小组,4 名市领导任副组长,1 名市领导同时分管"医疗、医保、医药"工作。建立定期交流沟通和会商研商机制,凝聚改革合力。

二是聚力创新突破,建"活"运行机制。全市域深化医共体建设,全面整合市县乡村四级医疗资源,组建 8 个县域医共体和 2 个城市医共体,推进资源重组、体系重构、制度重建、服务重塑,实现医疗资源共享共用,积极构建优质高效的整合型医疗卫生服务新体系。全方位推动信息化管理,在全国首创"诊间全记账、诊后一次付"的"医后付"模式,将付费从看病流程中彻底剥离,实现先诊疗后付费,有效缓解群众看病反复排队、反复付费的"痛点"。

三是聚力保障赋能,建"全"支撑体系。强化医保驱动,全面推行总额预算管理下的多元复合医保支付方式改革,住院病人按 DRGs(Diagnosis Related Groups)点数法进行付费,门诊病人结合家庭医生签约服务按人头进行付费,长期慢性病住院病人按床日进行付费,有效发挥医保经济杠杆调节作用。开展国家医保基金监管创新试点,中期评估获全国 26 个试点地区第一。

四是聚力资源整合,建"优"服务供给。加快推进优质医疗资源扩容和区域均衡布局,启动编制《湖州市医疗卫生服务体系规划(2021—2025 年)》。长三角突发公共卫生事件应急培训与演练基地项目落户湖州,争取纳入国家和浙江省公共卫生"十四五"规划重大建设项目。

案例来源:浙江省湖州市卫生健康委员会提供

**案例简析** 〉〉〉

近年来,浙江省湖州市创造性地把三明医改经验与当地实际结合起来,提出了"在湖州看见美丽中国,在湖州拥有健康人生"的城市品牌口号,在深化医药卫生体制机制改革进程中,湖州市始终坚持以建设健康湖州先行示范区为引领,发挥数字赋能的先导作用,积极探索"三医联动"改革、全市域医共体建设、信息化建设、方便群众看病就医等方面,在管理体制、运行机制、支撑体系、服务供给等领域实现了实质性突破创新,在解决群众看病难、看病贵、看病烦问题上取得了明显成效,为全省综合医改提供了标志性的市域样本。

# 第二节　构建整合型医疗卫生服务新体系

整合型医疗卫生服务体系,是根据人们不同生命阶段的需要,卫生体系内不同层级机构通过协作进行健康促进、疾病预防、诊断、治疗、康复和管理等连续性服务,其核心理念在于以人为本,实现医疗卫生服务的整合。构建整合型医疗卫生服务体系的主要目的是提高医疗质量和降低医疗成本。

2016年，中国政府、世界银行与世界卫生组织发布联合研究报告，提出了构建"以人为本的一体化服务模式"的建议。近年来，浙江省始终坚持"以人为本的整合型卫生服务"的理念，针对医疗服务资源"头重脚轻"、体系"碎片化"、大医院"高峰不高"和基层"能力不强"等制约卫生健康事业高质量高水平发展的短板，系统谋划、整体推进，探索实践出一条具有浙江特色的整合型医疗卫生服务体系新路子。

**一、紧扣"大病不出省"①，聚力打造"医学高峰"**

坚持以新发展理念为引领，瞄准国际先进、国内一流，加大"医学高峰"集成推进力度，形成委、省、校、院合作新模式。开展院省合作，积极推进中科院基础医学与浙江省肿瘤研究所项目。浙江省政府与中国科学院签订医学战略合作协议，以浙江省肿瘤医院为依托，共建中国科学院肿瘤与基础医学研究所、中国科学院大学附属肿瘤医院和中国科学院大学杭州临床医学院。在全国肿瘤专科医院综合排名中，中国科学院大学附属肿瘤医院（浙江省肿瘤医院）医疗能力大幅度进位。开展委省合作，创建国家医学中心和国家区域医疗中心。省政府与国家卫生健康委签署共建国家区域医疗中心合作协议，1个国家医学中心、1个综合类国家区域医疗中心、6个专业类国家区域医疗中心落户浙江。同时，除国家区域医疗中心项目外，重点培育器官移植等10个优势专科，启动建设省级区域医疗中心。两年来，"医学高峰"项目共引进高层次人才60人，其中7名院士，从国外引进26人。开展委校合作，合力打造浙

---

① 鞠鹏.习近平在福建考察[J].中国发展观察,2021(7):4.

江生命健康科技创新高地。浙江省卫生健康委与浙江大学签订委校合作协议，深化浙江大学医学院附属医院改革和医院管理创新合作，合力打造高水平医学中心、全球诊疗中心和智能创新药物研究院等高水平医药学科及创新平台，协同推进"双一流"大学和"生命健康科创高地"建设。全省公立医院呈现高质量发展的良好态势，城市三级医院三、四类疑难重大手术占比提高 16.9 个百分点。体现收治住院病人医疗难度复杂度的 CMI 值（值越高即难度系数越大），全省整体呈上升趋势，从 2019 年的 0.863 增加到 2020 年的 0.9086。在全国三级公立医院绩效考核中，2018 年、2019 年连续两年浙江总体得分位列第三名。医院综合实力排名中，浙江大学医学院附属第一医院、第二医院、邵逸夫医院等 3 家医院连续两年获得 $A^{++}$，占 $A^{++}$ 总数的四分之一。

**二、紧扣"一般病在市县解决"，全面实现优质医疗资源下沉**

浙江省政府于 2015 年开始实施"双下沉、两提升"工程，以破解医疗需求"正三角"和医疗资源配置"倒三角"之间的供需矛盾，推进优质医疗资源有效扩容和均衡布局。一方面通过"点、线、面"统筹，加强城市医院与县级医院全面托管、重点托管、专科托管等多种形式的合作办医，促进优质医疗资源合理配置。另一方面通过"输血、造血、活血"结合，推动各类医学人才下沉，加强基层人才本地化培养，完善配套政策和激励机制，补强基层卫生人才短板。2015 年，浙江省政府出台《关于推进"双下沉、两提升"长效机制建设的实施意见》，推进长效机制建设。目前已有 54 家省市级三甲医院与 122 家县级医院长期开展紧密型合作，每年有 600 多名城市医院专家常驻县级医院。2021 年，进一步推动山区海岛县跨越式发展，启动实施医疗卫生"山海"提升工程，打造"双下沉、两提升"升级版。聚焦全省 32 个山区、海岛县推进优质医疗资源精准下沉,深入推进县域胸痛、卒中、创伤三大救治中心能力建设,做优做强区域影像、病理、检验三大共享中心,重点帮扶县级医院临床专科,推动建立多学科联合诊疗模式,提升医院管理、医疗技术和公共卫生服务能力。全面推进城市医联体建设,落实城市医疗卫生机构功能定位,提升区域服务能力,推动优质医疗资源纵向有序流动。浙江省 11 个设区市全部纳入国家城市医联体建设试点,省卫生健康委制定《浙江省城市医疗联合体建设工作方案(试行)》,完善统筹规划和网格化布局管理。目前已建成 41 个由市级医院牵头,若干家医院、基层医疗卫生机构、公共卫生机构等为成员的网格化城市医联体,市、区、街道层级清晰,功能整合的一体化运行模式有效构建。

**三、紧扣"日常疾病在基层解决",扎实推进县域医共体建设**

全面推进县域医共体建设,强化县乡村卫生一体化,做强县域医疗卫生综合承载能力,形成县乡医疗卫生机构"一家人""一本账""一盘棋"的格局。在路径上,坚持试点先行与高位推动相统一。2017 年 9 月,开展试点;2018 年 9 月,浙江省委、省政府出台实施意见,召开现场推进会,并将县域医共体建设项目纳入省委深改委确定的省领导领衔的重点突破改革项目。2019 年 8 月,浙江被正式确定为全国两个推进医共体建设的省份之一。2019 年,全省 70 个县(市、区)将 208 家县级医院和 1063 家卫生院组建为 161 家县域医共体,牵头医院法定代表人兼任各成员单位法定代表人,基本完成县乡医疗卫生机构整合重构。在内涵上,建立"一体两层级、三医四机制、五中心六统一"的紧密架构(见图 3-2)。在体系上实行"一体、两层级",县乡两级医疗卫生机构融为一体、成为"一家人",但明确各自功能定位,统分结合;在制度供给上实行"三医、四机制",坚持医疗、医保、医药联动,改革医保、价格、药品供应及人事薪酬等机制;在运行保障上实行"五中心、六统一",医共体成立人力资源、财务、医保、公共卫生和信息化"五大中心",统一资产运营、物资采购、人员使用、信息化建设、财务管理和绩效考核评价。

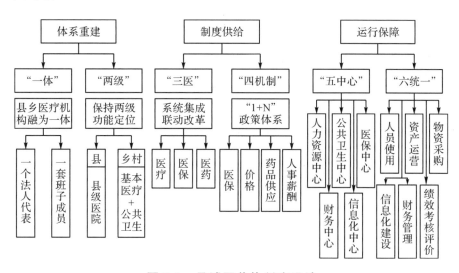

**图 3-2 县域医共体制度设计**

在举措上,尊重基层"首创"精神。建立"基层队伍人才池",医共体新招人员全部纳入"人才池",落户在县城,统一管理、培训、使用,乡镇卫生院"招人难、留人难"问题加快缓解。建立"分配资金平衡池",统筹医共体业务收入和财政补助资金,集中财力用于基层发展和人员薪酬分配。建立"调价资金缓冲池",将医疗服务项目价格上调后增加的收入按月划拨到"缓冲池",根据对医疗费用控制、技术提升等考核结果进行分配兑现,充分体现改革红利。目前,浙江省每月有 5000 多名县级医院医生到成员单位排班坐诊,县级龙头学科增加到 166 个,手术台次年均增长 15%,微创手术实现全覆盖,2020年县域就诊率达到88.9%,基层就诊率达到53.6%。

**四、紧扣"当好群众健康守门人",着力织牢夯实基层卫生服务"网底"**

强化基本医疗、公共卫生和家庭医生服务能力,加快推动从"以治病为中心"向"以健康为中心"转变。补齐基层"短板",提升基层医疗服务能力。强化乡镇卫生院急救、全科医疗、儿科、康复、中医药和家庭医生签约服务,开展住院服务和适宜手术,推动小城市和中心乡镇的卫生院达到二级乙等以上医院医疗服务能力,乡镇卫生院(社区卫生服务中心)开设夜间门急诊、门诊手术、住院服务的比例分别达97.6%、95.7%、54.1%。做实家庭医生签约服务,制定出台新版家庭医生签约服务工作规范和技术规范,实行"1名全科医生+1名专科医生+1个签约团队"的家庭医生签约服务新机制,新增个性化和"互联网+"签约服务等工作内容,全省共组建家庭医生签约团队13064个,签约服务人数达2024.8万,常住人口签约率达37.7%,十类重点人群签约率达到83.6%。以高血压、糖尿病为突破口,实施慢性病全周期健康管理。2020年,在11个设区市22个县(市、区)开展医共体模式下高血压、糖尿病患者的全周期健康管理,依托县域医共体组建以全科医生为主体的全专融合型家庭医生团队,建立以胸痛中心、卒中中心等专病中心为延伸的基层慢病联合病房,基层慢性病住院量年均增长12%。完善县域医共体医保总额预算管理,健全门诊用药长期处方制度,保障患者用药需求,减轻患者看病负担,基层门诊报销比例提高到60%以上。

◆◆ **案例 3-2**

## 浙江县域医共体建设的探索

为破解基层卫生人才不足、能力不强的瓶颈，更好保障群众看病就医，助力乡村振兴发展，浙江全省域推进县域医共体建设，通过服务体系重构、体制机制重建、资源要素重组、服务模式重塑，聚力打造优质高效的整合型医疗卫生服务体系，让老百姓在家门口享受高效、优质、便捷的医疗卫生服务。

整合县乡资源，重构服务体系。打破县乡两级的层级"壁垒"，县级医院和乡镇卫生院实施集团管理、整体运营和连续服务，每个县域建成统一的检验、影像、心电诊断和消毒供应等共享服务中心，每个医共体成立统一的医疗质量、人力资源、财务和后勤等业务管理中心，实现资源共享、管理同标同质和服务优质高效。医共体实行财务统一管理，集中核算、统筹运营，成员单位人、财、物全面整合。全省建立检验、影像、心电和病理诊断共享中心的县（市、区）均已实现全覆盖。

落实简政放权，重建治理体制。建立由各县（市、区）党委政府牵头、部门参与的医共体管理委员会，统筹履行对医共体的规划、投入和监管等职责。同时，政府部门制定权责清单，厘清医共体管委会及卫生健康部门、医共体等权责分工，构建权责对等、分工明确的治理体系。实施医共体内唯一法定代表人的治理架构，充分落实医共体在人员招聘和用人管理、内设机构和岗位设置、中层干部聘任、内部绩效考核和收入分配、医疗业务发展等方面的自主权。

重建运行机制，强化"三医"联动。深化医保支付方式改革，出台《关于推进全省县域医共体基本医疗保险支付方式改革的意见》，以医共体为单位，实施"总额预算、结余留用、超支分担"，拉开不同等级医疗机构医保报销比例。全省各县（市、区）全部建立起总额预算管理下的多元复合式医保支付方式。推进药品和耗材供应保障改革，设立唯一采购账户，以县域医共体牵头单位为主体，统一负责医共体内部的药事管理工作，统一药品目录、统一采购、统一调配、统一支付，统一基本药物的使用比例，并实施慢病长处方，方便群众看病配药。目前，基层医疗卫生单位提供规定病种慢病长处方实现全省全覆盖。

坚持服务下沉，促进分级诊疗。在医共体牵头医院的带动下，强化乡镇卫生院急救、全科医疗、儿科、康复、中医药和家庭医生签约服务，开展住院服务和适宜手术，推动小城市和中心乡镇的卫生院达到二级乙等以上医院医疗服务能力。制订医共体县乡两级疾病诊疗目录，加强双向转诊服务，并与医保差别化支付政策衔接，形成系统、连续、有序的医疗服务模式。

案例来源：《浙江省全面推进县域医共体建设的探索》入选中组部编写的"贯彻落实习近平新时代中国特色社会主义思想、在改革发展稳定中攻坚克难的生动案例"

## 案例简析 >>>

县域是发展经济、保障民生、维护稳定的重要基础。对于医改而言，县域和基层改革始终是重点，处于基础性、先导性的地位。浙江省把县域医共体建设作为解决基层医疗体制问题的一个重大探索和突破，作为建立新型医疗卫生服务体系的牛鼻子，坚持供给侧结构性改革，创新县域医疗卫生服务体系、管理体制和运行机制，推动实现医疗卫生服务"县强、乡活、村稳"，让人民群众在家门口"看得上病、看得好病"。

# 第三节　深化公立医院综合改革

公立医院是我国医疗服务体系的主体,是老百姓看病就医的主场所。公立医院改革是深化医改的"主战场"和"重头戏",改革成功与否直接决定医改的成败。深化医改以来,浙江省公立医院综合改革始终坚持公益属性的基本定位,以建立健全现代医院管理制度为目标,坚决破除公立医院的"以药补医"机制,将管理体制、运行机制、价格调整、医保支付、薪酬制度等作为改革重点,着力建立维护公益性、调动积极性、保障可持续的公立医院运行机制。浙江连续五年在全国公立医院绩效考核中名列前茅,共有 3市(宁波市、湖州市、金华市)和 4 县(长兴县、德清县、东阳市、开化县)获国务院办公厅公立医院综合改革激励表彰。

## 一、坚持"党建引领",强化公立医院党的建设

突出改革创新,抓好制度建设,全面打造公立医院党建"浙江样板"。2018 年,浙江省委办公厅出台《关于加强新时代公立医院党的建设工作的实施意见》,在全国率先成立医院党建工作指导委员会,建立公立医院党建工作质量评价体系,形成了党委统一领导、党政分工合作、协调运行的治理格局。制定下发年度医院党建工作要点,不断完善公立医院党建工作制度,研究制定《浙江省公立医院党委会议事规则基本要求》《浙江省公立医院院长办公会议议事规则基本要求》等一系列党建工作制度范本。浙江 11 个设区市和 78 个县(市、区)均建立了医院党建工作指导委员会,中央党的建设工作领导小组《党建要报》专刊介绍浙江加强公立医院党建工作的做法。全面推进"清廉医院"建设,将"清廉医院"建设作为

"清廉浙江"建设的重要内容统筹部署。浙江省委省政府印发《浙江省推进清廉医院建设五年行动计划(2021—2025年)》,完善工作推进机制、标本兼治联动机制和"零容忍"惩治机制,并把日常监管、科室日常考核与医德考评工作相结合,开展"九不准"专项整治,依法依规进行处理党风廉政问题,始终坚持执纪问责高压态势。

### 二、坚持"管办分开",健全公立医院治理体系

全面落实政府对公立医院的投入政策。有效落实公立医院基本建设等"六项投入"和基层医疗卫生机构基本建设等"五项基本补助"政策,全省医疗卫生事业财政投入从2010年的116.7亿元提高到2020的671.5亿元。2015—2020年部署下拨公立医院绩效考核中央补助资金16.29亿元。全省域推进基层医疗卫生机构补偿机制改革,基本建立"一类保障、二类管理"的补偿新机制。推进公立医院去行政化,建立符合医疗卫生事业发展规律的医院领导人员管理制度。通过县域医共体积极探索建立管办分开的治理体制,落实公立医院经营管理自主权,制定医共体管委会与卫生健康行政部门职责清单、卫生健康行政部门与公立医院权责清单,理顺运行机制。全省公立医院全部实行党委统一领导、党政分工合作、上下协调运行的新型领导体制。以医院章程为统领,公立医院明确医院外部治理体系、举办主体的权利和义务、医院的权利和主体等8个方面的内容。明确党委会和院长办公会议职责,建立内部决策和民主管理机制。落实制度为核心的医院内部管理制度体系,改善医院管理薄弱环节。

### 三、坚持"三医联动",优化公立医院运行机制

推进医疗服务价格改革,浙江省于2014年全面实施药品零差率后,2019年率先启动省级公立医院新一轮医疗服务价格改革,出

台《浙江省省级公立医院医疗服务价格改革方案》,通过"一取消、一升高、一降低和一资金池"(取消耗材加成、升高劳务技术价格、降低检查检验项目的价格和设立调价资金池)等措施,优化公立医院收入结构。同时,省级下放医疗服务价格调整权限,积极推进市县医疗服务价格改革。在省级公立医院价格改革的带动下,全省11个设区市均已全面完成新一轮价格改革。嵊州市率先探索开展基层医疗卫生机构医疗服务价格改革,上调体现基层医务人员劳务价值的基层门诊诊疗费、出诊费、家庭病房巡诊费等135项医疗服务项目,优化基层医疗机构收入结构,充分调动基层医务人员的积极性。深化医保支付方式改革,全面推行按病种付费为主,按人头付费、按床日付费、总额预付等复合型付费方式。2020年,浙江省医保局出台《浙江省省级及杭州市基本医疗保险住院费用DRGs点数付费实施细则(试行)》,全省域推进住院费用按疾病诊断相关分组(DRG)点数付费改革。稳步推进公立医院薪酬制度改革,加快落实"两个允许"政策,省和各市全部出台公立医院薪酬制度改革实施意见,合理核定公立医院薪酬总量。探索实行公立医院负责人目标年薪制,其年薪不纳入核定的医院薪酬总量。落实公立医疗卫生机构分配自主权,允许在核定的薪酬总量内进行自主分配。探索研究医共体实施岗位工资、职务工资、医疗绩效、公共卫生绩效、签约绩效和其他补贴等"六位一体"的薪酬分配制度。落实完善基层医疗卫生机构绩效工资政策,全省大部分县(市、区)基层医务人员实现了人均年收入上涨。

### 四、坚持"结果导向",推进公立医院绩效考核

建立以公益性为导向的公立医院绩效目标考核机制,省、市、县三级公立医院全面实施绩效目标考核。制定《浙江省医院绩效

考核工作实施方案》,细化考核范围、考核指标和考核要求,强化评价结果与财政补助等挂钩。加强医疗机构用药管理,完善基本药物制度政策体系,进一步鼓励医疗机构全面配备优先使用基本药物,量化公立医院特别是专科医院使用基本药物的金额比例。规范医疗机构药品使用,2019 年 10 月 9 日,浙江省卫生健康委办公室发布《浙江省第一批重点监控合理用药药品目录》等合理用药管理文件,落实药品使用监测和超常预警等各项监控管理制度。推进高值医用耗材治理,建立医用耗材管理质控标准,实现采购目录、验收入库、监测评价等唯一性全程追溯管理。2016—2020 年,浙江省公立医院综合改革主要绩效指标如表 3-1 所示。

表 3-1 公立医院综合改革主要绩效指标

| 年份 | 医疗总费用增幅 | 门诊均次费用增幅 | 出院均次费用增幅 | 医疗服务收入占比 | 药占比 | 人员支出占业务支出比例 |
|---|---|---|---|---|---|---|
| 2016 | 10.0% | 4.6% | 2.7% | 27.3% | 35.0% | 36.3% |
| 2017 | 10.0% | 4.7% | 2.7% | 27.9% | 33.4% | 38.2% |
| 2018 | 9.2% | 3.7% | 1.2% | 29.2% | 31.5% | 40.0% |
| 2019 | 9.1% | 3.8% | −0.4% | 30.7% | 29.9% | 40.3% |
| 2020 | −7.1% | 7.2% | 5.6% | 32.1% | 27.3% | 43.6% |

数据来源:浙江卫生健康财务会计年报和快报调查。

◆◆ 案例 3-3

### "五个率先"引领新时代公立医院党的建设

推动公立医院党建工作,是提升医疗服务水平和群众满意度的重要抓手,是推动公立医院改革的核心变量,是建设"健康浙江"的重要保障。浙江积极探索,勇于创新,在贯彻落实党委领导下的院长负责制的进程中,强化党建地位和作用,率先构建工作制度体系、工作要点体系和组织指导体系,切实增强公立医院党的建设。

明确卫生健康行政部门抓公立医院党建的地位和作用。从理顺党建管理体制入手,坚持管人就要管党建、管业务也要管党建,从领导体制上确立卫生健康行政部门牵头抓公立医院党建工作的地位和作用。各级卫生健康行政部门明确党委副书记具体负责公立医院党建工作的协调和指导,建立确保专心专责抓党建的工作机制。坚持党建工作与业务工作同步考核,全面推行公立医院党委书记抓党建"三张清单"和述职评议考核制度。

贯彻落实党委领导下的院长负责制。省属 5 家公立医院于 2018 年率先启动党政领导班子调整,重点选好配强党委书记。同时,通过成立医院发展委员会解决党委书记在医院重大工作和对外交流活动中的身份问题。积极指导推动把党的工作要求写入医院章程,并通过医院职代会正式生效,真正实现党委对医院工作的全面领导。

构建公立医院党建工作制度体系。针对公立医院实行党委领导下的院长负责制,党建工作和医院工作的相关规章制度如何顺应新形势、新任务要求的问题,积极开展试点探索。明确党委会和院长办公会议的议事范围、决策范围,规范书记和院长在形成和出台事关医院改革发展重大问题前的沟通和协调流程。在此基础上,形成一系列对全省公立医院党建工作具有实际指导意义的党建工作制度范本。

下发年度全省医院党建工作要点。围绕"全面贯彻党委领导下的院长负责制"主题,重点突出政治统领,加强思想建设,激发队伍活力,夯实基层基础,建设清廉医院,健全评价机制,强化组织保障,在全省各级医院开展领导体制落地见效等"十大行动"。

加强医院党建工作组织指导体系。围绕构建精干高效的组织指导体系,成立覆盖全省的医院党建工作指导委员会,明确职责和议事规则。规范全省公立医院党建工作内设机构的设置,通过党建工作内设机构的合理设置和党务干部的配齐配强来确保加强公立医院党的建设各项工作落细落实。

案例来源:《党建要报》专刊介绍浙江省加强公立医院党建工作的做法

## 案例简析 〉〉〉

随着医药卫生体制改革的深入推进,如何加强公立医院党的领导,真正发挥公立医院党委把方向、管大局、作决策、促改革、保落实的领导作用,是当前公立医院党建工作面临的重大挑战和考验。浙江探索"五个率先"做法,聚焦重点领域,抓住关键环节,切实推动公立医院党建工作向纵深发展,为新时代公立医院党的建设提供了浙江样本。

## ◆ 本章小结

习近平总书记曾强调[①],"探索医改这一世界性难题的中国式解决办法,着力解决人民群众看病难、看病贵,基本医疗卫生资源均衡配置等问题,致力于实现到 2020 年人人享有基本医疗卫生服务的目标,不断推进全面建设小康进程"。浙江省医药卫生体制改革工作始终按照习近平总书记的指引,一张蓝图绘到底,一任接着一任干,坚决贯彻以人民为中心的发展思想和新时期卫生健康工作方针,以健康浙江建设和综合医改试点省为统领,以"最

---

① 习近平会见陈冯富珍时说——医改将迎难而上探索中国式解决办法[J].中国卫生质量管理,2013(5):119.

多跑一次"改革和数字化改革为牵引,围绕五项基本医疗卫生制度建设,深化供给侧结构性改革,推动高质量发展,在重要领域和关键环节上探索了一系列改革创新和制度创新,为全国医改提供了浙江智慧和浙江示范。本章第一部分主要介绍了浙江省新医改的三个历史阶段进程和"十四五"期间医改整体规划;第二部分着重介绍了浙江紧扣"大病不出省""一般病在市县解决""日常疾病在基层解决""当好群众健康守门人"四大目标,通过构建整合型医疗卫生服务体系,切实解决人民群众看病难、看病贵,基本医疗卫生资源均衡配置等问题,实现人人享有基本医疗卫生服务;第三部分详细介绍了浙江省通过强化公立医院党的建设、健全治理体系、优化运行机制、推进绩效考核等四个方面,全面推动公立医院综合改革和高质量发展,为健全现代医院管理制度打下坚实基础。

### ◆ 思考题

1. 解决"看病难""看病贵"问题,一直是老百姓最关心、最直接的民生问题,也是医药卫生体制改革的主要目标。浙江在解决"看病难""看病贵"方面,做了哪些探索实践?

2. 医疗服务价格改革一直都是公立医院改革中的核心和关键环节,也是难点。浙江是如何推动此项改革的? 实现路径是什么?

3. 公立医院党建工作是健全现代医院管理制度的重要组成部分,也是重要抓手。浙江如何在工作制度体系、工作要点体系和组织指导体系中进行突破,实现党对公立医院的全面领导?

4. 浙江是首批两个全国紧密型县域医疗卫生共同体建设试点省份(浙江、山西)之一,在资源重组、体系重构、机制重建、服务重塑上有哪些创新举措值得借鉴和复制?

◆◆ **拓展阅读**

1. 世界银行,世界卫生组织. 深化中国医药卫生体制改革:建设基于价值的优质服务提供体系[M]. 北京:中国财政经济出版社,2019.

2. 梁万年,王辰,吴沛新. 医改蓝皮书:中国医改发展报告(2020)[M]. 北京:社会科学文献出版社,2020.

加快建设卫生强省的主要任务是:实施农民健康工程,把农村卫生工作作为建设卫生强省的重中之重,建立健全新型农村合作医疗制度,完善以县为主,县、乡镇、行政村分级负责的农村卫生管理体制和服务网络,政府在每个乡镇至少应集中力量办好一所卫生院。

　　——摘自习近平同志 2005 年 7 月 28 日在浙江省委十一届八次全会上的报告①

# 第四章　推进基层卫生改革　保障城乡居民健康

◆◆ **本章要点**

　　1.浙江省在全国率先提出并全面实施"农民健康工程",积极推进新型农村合作医疗、农民健康体检、农村公共卫生服务项目工作,让全省农民有地方看病、看得起病、加强预防少生病,真正惠及了广大的农民群众,使浙江农民健康的保障水平走在了全国前列。

　　2.浙江作为国务院确定的新型农村合作医疗试点省份,在全国率先全面建立新型农村合作医疗制度,为降低农民医药费用负担,解决农村地区因病致贫、因病返贫问题起到了积极作用,受到广大农民群众欢迎,为全国基本建立新型农村合作医疗提供了浙江经验。

　　3.浙江实施"城乡社区健康促进工程",在全国率先在城市和农村同步开展社区卫生服务,健全城乡社区卫生服务网络,将广大居民的大多数基本健康问题解决在基层,极大地改善了卫生服务

---

　　① 习近平.干在实处 走在前列[M].北京:中共中央党校出版社,2006:347.

的可及性、公平性和群众满意度,为全国社区卫生服务发展提供浙江方案。

农村卫生是我国卫生健康工作方针确定的重点领域,是我国卫生工作的战略重点之一,也是深化医药卫生体制改革的重点工作。农村卫生工作不仅关系到保护农民健康和乡村振兴战略,还关系到维护农村社会发展和稳定的大局。党和政府历来高度重视农村卫生工作,积极采取了一系列政策及措施,农村医疗卫生状况得到了极大改善,农民健康水平和平均期望寿命有了显著提高。但从总体上看,我国农村卫生工作仍比较薄弱,是制约卫生健康事业高质量发展和实现"健康中国"战略的主要短板之一。

浙江省委、省政府始终把维护人民健康摆在突出重要的位置,积极推进全省卫生健康事业的跨越式发展。2004 年,时任浙江省委书记习近平在全国率先提出建设卫生强省战略目标,为浙江卫生健康事业发展指明了前进方向和奋斗目标。浙江农村卫生工作作为建设卫生强省的重中之重,在农民健康工程、新型农村合作医疗、城乡社区卫生服务等领域作了积极探索,农村卫生工作整体上走在全国前列,形成了可供全国借鉴和推广的浙江样板和浙江经验。

# 第一节　农民健康工程

## 一、农民健康工程的背景

随着经济社会的发展和医学模式的转变,健康的内涵与外延得到了不断的丰富和完善。世界卫生组织在《2000 年世界卫生组织报告》中确定"健康行动"的定义为"主要的目的在于促进恢复和维护健康的任何努力"。我国在 20 世纪 90 年代初提出的"大卫生观"认为"卫生是社会大系统中的一个子系统,它以人民的全民的整体健康为内涵,以人人享有卫生保健为目标"。2003 年,我国取得抗击"非典"斗争胜利后,全社会对卫生的内涵与外延又有了新的认识,卫生的公共产品属性得到重视,卫生健康事业在社会经济发展中的地位得到进一步的凸显。

改革开放以来,浙江作为沿海发达地区和社会主义市场经济先发地区,浙江省社会经济一直保持持续快速发展。21 世纪初,浙江省人均国内生产总值、城镇居民人均可支配收入、农村居民人均纯收入等主要经济发展指标连续多年保持全国首位;平均期望寿命、孕产妇死亡率、婴儿死亡率等主要健康指标达到中等收入国家水平。随着工业化、城镇化、人口老龄化和生态环境、生活方式的改变,疾病谱和死因谱变化,慢性非传染性疾病高发,多重疾病负担并存、多重健康影响因素交织,使得卫生健康事业发展面临新的挑战:卫生健康事业发展总体上相对滞后于社会经济发展;卫生资源总量不足,配置不均衡;农村卫生事业薄弱,公共卫生发展落后;卫生投入不足,筹资和分配结构不合理;医疗保障覆盖率和筹资水平不高,健康不公平性加剧;健康改善速度变缓,卫生事业发展体制、机制等深层次矛盾日益突出。其中,浙江农村卫生工作面临的形势更加严峻。农村卫生工作失去了集体经济的支撑,原有的卫生筹资机制、办医形式,以及农民健康保障制度受到了较大的冲击,农村合作医疗面临很多困难;农村卫生资金投入不足,导致农村医疗卫生机构基础设施落后,乡镇卫生院、卫生点的条件差,医务人员技能弱,无法满足农民的医疗卫生需求;原有的农村三级卫生服务网络不同程度地存在着弱化现象，"以医养防""重医轻防"现象较为普遍，使农村公共卫生问题成为最薄弱的环节；部分农民健康观念和生活方式落后，一些地区传染病、地方病时有发生，农民因病致贫、返贫问题突出。

浙江省委、省政府高度重视农村卫生工作，始终把农村作为卫生工作的战略重点，摆上重要位置。2003年12月，时任浙江省委书记习近平在调研浙江卫生工作时就强调："没有健康就没有小康；没有卫生现代化，就没有全社会的现代化。"①在习近平同志的直接领导与推动下，2004年浙江在全国率先提出建设"卫生强省"的战略构想。2005年，"卫生强省"建设发展战略被写入浙江省委八次全会《关于加快建设文化大省的决定》中，做出建设"卫生强省"的战略部署，促进卫生健康事业与经济社会协调发展，并把实施"农民健康工程"作为卫生强省"六大工程"建设的基础工程。2006年，《浙江省卫生强省建设与"十一五"卫生发展规划纲要》正式颁布，实现了浙江卫生发展理论和实践上的一个重大创新和突破。浙江省政府把实施"农民健康工程"列入为民办实事的十件大事之一，并出台了《关于加强农村公共卫生工作的实施意见》，将"农民健康工程"纳入地方党政领导干部政绩考核体系。浙江省卫生厅、发改委、财政厅联合出台了配套文件《浙江省农民健康工程实施方案》，有力推动了农村卫生事业的健康发展。

2005年8月22日，习近平同志做出关于重视和加强农村卫生工作的批示：加快构建新型农村合作医疗制度，部署实施农民健康工程，是加强农村卫生工作的重大举措和有力抓手，是一件顺民意、得民心、谋民利，造福于广大农民群众的大事、好事、实事。浙

---

① 习近平.干在实处　走在前列[M].北京：中共中央党校出版社，2006：346.

江省各级党委、政府一定要把这件大事做大，切实从全局高度把农村卫生工作摆在突出重要的位置，以认识的高度强化工作的力度，进一步加强领导，加大投入，加紧工作；一定要把这件好事办好，牢固树立以人为本、执政为民的理念，认真研究解决影响农民健康的突出问题，更好地保护和增进广大农民群众的健康；一定要把这件实事抓实，加快建立基本设施齐全的新型农村卫生服务网络，积极推进具有较高专业素质的农村卫生服务队伍建设，进一步完善精干高效的农村卫生管理体制、新型农村合作医疗制度和医疗救助制度，认真落实"每个乡镇要保留一所公立卫生院、每个村至少有一个卫生室"的要求，切实强化领导责任，将卫生工作纳入地方党政领导干部政绩考核体系，通过上下共同努力，扎实推进卫生强省建设。①

### 二、农民健康工程的创新

按照浙江省委、省政府的统一部署与要求，全省各地把实施"农民健康工程"作为实事工程、民心工程、一把手工程来抓，成为各级党委和政府关心群众、促进社会和谐的自觉行动。浙江坚持以农村为重点的卫生工作方针，全面实施以新型农村合作医疗、农民免费健康体检和政府"埋单"为农民提供三大类 12 项公共卫生服务为重点的"农民健康工程"。②

### （一）健全县、乡、村三级卫生工作管理体制和服务网络

按照县（市、区）政府承担农村公共卫生工作全面责任的要求，浙江各地建立健全由政府领导负责、各有关部门参加的公共卫生

---

① 习近平.干在实处　走在前列[M].北京：中共中央党校出版社，2006：26.

② 李兰娟.加快建设卫生强省　努力实现卫生事业新的跨越[J].卫生政策，2005，(2)：14-16.

工作委员会或领导协调机构,农村公共卫生工作情况纳入了有关部门和乡镇干部绩效考核内容,农村公共卫生组织、协调、督查有关工作有序展开。组建乡镇和村公共卫生管理员和公共卫生联络员队伍,明确和落实日常农村公共卫生管理职责。健全县、乡、村三级卫生服务网络,各地通过调整农村卫生资源布局和优化配置,以健全县级医疗卫生单位为业务指导、社区卫生服务中心(乡镇卫生院)为枢纽、社区卫生服务站(村卫生室)为网底,农村社区责任医生为骨干的农村医疗卫生服务网络。截至2006年底,浙江全省各县(市、区)已建立社区卫生服务中心1200个,占应建社区卫生服务中心总数的72.6%,社区卫生服务站(室)6789个,社区责任医生26625人,每千农村居民拥有责任医生数达0.8人。

### (二)加大农村卫生投入

浙江省级财政逐年增加卫生事业转移支付资金投入,并将新增资金重点用于支持农村卫生事业发展。2004年省级财政共安排卫生转移支付资金1.38亿元,2005年安排2.89亿元。在全国率先完成乡镇卫生院危房改造任务基础上,先后投入资金3300多万元,开展乡镇卫生院装备建设和农村中心集镇示范卫生院建设项目。2005—2006年,会同省发改委争取了2000万元中央国债农村卫生服务体系建设资金,支持28个欠发达地区乡镇卫生院建设。2006年全省新增用于农村卫生和实施"农民健康工程"的资金达17亿元,省级财政对不同经济类别地区的补助达5.5亿元。以政府投入为主的浙江省乡村卫技人员素质提升工程和城市医师支援农村卫生工程全面启动和实施。客观地讲,这些年浙江农村卫生投入力度和规模是空前的,在全国处于领先地位。

### （三）落实农民健康工程各项任务

加快建立与农村经济社会发展水平、农民经济承受能力相适应的新型农村合作医疗制度。加大政府对农村医疗保障的投入力度，稳步扩大受益面，提高受益水平，推进建立与经济社会发展同步的，多层次、多渠道、相对稳定的筹资机制。在农民健康工程实施之初，就部署开展了"政府投入、购买服务"的系列公益性健康服务工作，并持续增加投入，丰富工作内涵与外延，如全面开展农民健康体检工作，按每人每年 10 元的标准，建立农民健康体检专项经费，以县（市、区）为单位，每两年为参加新型农村合作医疗制度的农村居民提供 1 次免费的健康体检服务，并建立动态、连续、综合的健康档案；全面落实农村公共卫生服务任务，政府通过购买和补贴公共卫生服务的方式，按每人每年 15 元的标准，建立农村公共卫生服务专项经费，为农民提供三大类 12 项公共卫生服务，主要包括：基本卫生服务（健康教育、健康管理、基本医疗惠民服务、合作医疗便民服务），重点服务（儿童保健、妇女保健、老人和困难群体保健，重点疾病社区管理），基本卫生安全（公共卫生信息收集与报告、环境卫生协管、卫生监督协管、协助落实疾病防控措施）。

### （四）完善"农民健康工程"配套政策

浙江省进一步明确"农民健康工程"的内涵、目标、建设任务和保障措施，完善和制定了"农民健康工程"的实施方案和相关政策性文件。先后出台了《浙江省农民健康体检管理办法》《浙江省农村公共卫生服务项目实施方案》《浙江省省级农民健康体检专项补助资金管理办法》《浙江省省级农村公共卫生服务专项补助资金管理办法》《浙江省规范化城乡社区卫生服务中心创建标准》《浙江省农村公共卫生服务项目工作要求》《关于加强新型农村合作医疗医药费用管理的意见》《浙江省乡村卫生专业技术人员高级资格评价与职务聘任规定》《浙江省乡村卫技人员素质提升工程实施方案》《浙江省乡村医生基本用药目录》等一系列配套文件,为全省有序推进"农民健康工程"提供了政策支持。同时,浙江各地也结合实际,出台了一系列加强农村公共卫生工作的实施意见和实施方案。

**(五)推进农村卫生服务"四个化"**

一是"服务网络化"。建立和完善农村社区卫生服务网络,落实农村公共卫生和基本医疗服务的各项任务。二是"责任网格化"。按照服务的区域和人口划分责任片区,建立社区责任医生制度,落实工作任务,建立考评体系,真正形成"任务到人、责任到人、经费补助到人"的工作机制。三是"管理一体化"。切实加强乡村医疗机构一体化管理,把社区卫生服务站(村卫生室)纳入社区卫生服务中心(乡镇卫生院)的统一管理中,实行"统一布点、统一药品、统一财务、统一制度、统一工作任务、统一业务考核"。四是"信息现代化"。构建城乡居民健康信息系统,把建立健康档案与推进城乡社区卫生服务、完善农村新型合作医疗制度、加强公共卫生项目管理和开展农民健康体检等工作有机结合,使社区责任医生能够通过管理和维护社区信息系统,全面地掌握服务对象的健康状况,更好地为社区居民提供服务。

**(六)强化基层卫生治理"五个抓"**

一抓规划实施。浙江省各级党委和政府把农村卫生列入当地国民经济和社会发展规划,列入卫生强市、强县建设规划,列入区域卫生规划,纳入各级政府工作目标管理。二抓观念转变。实施"农民健康工程"是对原有农村卫生体制、机制的重大变革,各级卫生行政部门和医务人员必须转变思想观念,由理念变革继而推动实践的变革。三抓经费落实。各级财政全面落实新型农村合作医疗、农村公共卫生服务项目、农民健康体检专项资金,以及乡村卫技人员教育培训、乡镇卫生院(社区卫生服务机构)建设等经费。四抓队伍建设。采取各种措施稳定和加强农村卫生队伍,提升其综合素质和服务能力。通过实施乡村卫技人员素质提升工程,加强对农村卫生技术人员,重点是社区责任医生的培训。五抓督查管理。各级党委和政府加强对农村卫生工作的组织领导、政策保障、经费投入等情况的考核督查。各级卫生行政部门和有关部门加强对农村卫生的检查评估,建立分级业务评估和量化考核机制,确保各项任务落实到位。

通过加大对农村公共卫生服务的投入,健全管理体制和服务网络,落实农民健康工程各项工作,完善相关的配套政策,筹措并到位了农村公共卫生服务和健康体检的专项资金,使新型农村合作医疗、农民健康体检、农村公共卫生服务项目工作得以有序推进,让农民有地方看病、看得起病,加强预防少生病,提高农民健康水平,真正惠及了广大的农民群众,得到农民群众的认可和欢迎。2020年,《人民日报》报道,浙江省率先在全省实施"农民健康工程",全面推开了农村公共卫生工作,从而使浙江人群主要健康指标和农村卫生指标在全国处于领先地位。[①]

### 三、农民健康工程的发展

2005年,在全国还为医改方向争论不休时,浙江就首先提出"政府主导"和"公平享有"的理念。时任浙江省委书记习近平提出

---

① 张曦.把人民生命安全和身体健康放在心里——习近平同志2003年领导浙江省抗击非典斗争纪事[N].人民日报,2020-6-15(1).

"使全省人民享有公平、优质、高效的卫生保健服务"。[①] 浙江省在全国率先开展农民健康体检工作,每两年为参加新型农村合作医疗制度的农村居民提供1次免费的健康体检服务。此后,随着新型农村合作医疗筹资水平的不断提高,农民健康体检项目和标准也得到持续提升。2010年起,全省各地先后积极整合城镇居民基本医疗保险和新型农村合作医疗两项制度,农民健康体检工作逐步拓展为城乡居民健康体检。2016年,浙江省政府出台了《关于深入推进城乡居民基本医疗保险制度建设的若干意见》,文件要求"组织做好参保城乡居民两年1次健康体检工作,其中60岁以上老年人和中小学生、儿童一年1次"。同时,进一步整合规范城乡居民健康体检工作,按照个人缴费档次分别设计对应的健康体检项目与标准。健康体检为广大城乡居民建立起连续、动态、综合的健康档案,为全人全周期健康管理提供了基础支撑。

2005年,浙江在全国率先实施农村基本公共卫生服务项目,政府通过购买和补贴公共卫生服务的方式,为农民提供三大类12项公共卫生服务。2008年,浙江率先启动了城市基本公共卫生项目。这有力地带动了周边省(市)以及全国基本公共卫生服务政策的出台。2009年,卫生部、财政部、人口和计划生育委员会出台了《关于促进基本公共卫生服务逐步均等化的意见》。

浙江省积极推进国家基本公共卫生服务项目,重点实施以下工作:

一是政府全面履行公共服务管理职能,强化保障支撑。从2005年启动至今,浙江省共出台了5个服务规范、8个绩效考核办法,组织开展了13次省级考核,接受了7次国家考核,省、市、县三

---

① 习近平.干在实处 走在前列[M].北京:中共中央党校出版社,2006:346.

级基本公共卫生服务项目管理组织进一步健全。人均基本公共卫生服务项目经费补助标准从 2005 年的人均 15 元提高到 2020 年的 65 元以上,各级财政投入资金总量达到 288 亿元,项目经费保障水平不断提高。2018 年以来,出台 5 个信息化规范,相继开发了质量控制系统、绩效评价系统等,省、市、县三级均建成以居民电子健康档案为基础的区域卫生信息平台。2020 年,浙江省又启动基本公共卫生服务质量提升专项活动,通过摸清服务底数、梳理健康档案等五项举措,改进项目管理,提高服务者质量,更好地满足城乡居民的基本公共卫生服务需求。

二是做好群众需求侧服务,提高百姓的获得感。以"发现、管理、控制"为关键环节,加强重点人群、重点疾病患者和一般人群等健康管理,主要由基层医疗卫生机构为城乡居民免费提供建立居民健康档案、健康教育、预防接种、0~6 岁儿童健康管理、孕产妇健康管理、老年人健康管理、高血压和 2 型糖尿病患者健康管理等 12 大类 48 项服务。

三是深化服务供给侧改革,提升基层卫生健康机构工作质量。自 2015 年起浙江省推进家庭医生签约服务,将基本公共卫生服务与基本医疗服务作为签约服务的主要内容进行紧密结合,通过全科医师为主的家庭医师团队,做实做细不同人群的健康管理服务。2018 年起全面推广"专项补助与付费购买相结合、资金补偿与服务绩效相挂钩"的基层医疗卫生服务机构补偿新机制,对基本公共卫生服务等工作量进行精细采集和标准量化。2020 年开展以高血压、糖尿病为突破口的全周期健康管理和分级诊疗改革,对"两慢病"患者进行规范的药物治疗、持续的生活方式干预和健康宣教、定期的随访管理、及时的转诊服务、年度的体检和评估,促进慢性病患者健康水平的提高。

2020 年 9 月，国家卫生健康委通报了 2019 年度国家基本公共卫生服务项目绩效评价结果，浙江省与江苏省并列全国第一。2012—2020 年，浙江省累计接受 7 次国家考核，取得 5 次第一、1 次第二、1 次第五的好成绩。[①]

## ◆◆ 案例 4-1

### 浙江在全国首创农民免费健康体检

浙江在线　2007 年 12 月 15 日讯　为参加农村新型合作医疗的农民免费提供两年一次的健康体检，实现"无病早预防、小病早发现、大病早治疗"，这是浙江省在全国首创的一项为农民办实事的活动。

记者 3 日从浙江省新闻办举行的新闻发布会上获悉，这项名为"农民健康工程"的工作实施两年来，已累计有 2416 万农民参加了免费体检，占全省参合农民总数的 80%。

2005 年 8 月，浙江省出台《关于加强农村公共卫生工作的实施意见》，以公共财政为保障，确定了免费为农民提供包括参合农民健康体检在内的农村公共卫生三大类 12 个项目服务。据介绍，参合农民健康体检主要由农村社区卫生服务中心组织，社区责任医生为主承担，除了一般的体格检查外，还包括了心电图、B 超、三大常规和 X 光等检查。目前，省财政每年用于"农民健康工程"的专项资金约 6.68 亿元，加上市县财政的资金，全省各级政府每年用于农民健康保障的投入达到 23 亿元。

---

① 陈宁,李颖.2019 年度国家基本公共卫生服务项目绩效评价结果出炉 我省第五次列全国第一[N].浙江日报,2020-9-30(2).

截至 2007 年第三季度,全省累计已有 2416 万农民参加了体检,占全省参合农民总数的 80％。同时,检出各类患者 387 万人,占总体检人数的 16％。这一项目的实施,对于预防和早期发现疾病,有效减少农民因病致贫、因病返贫具有积极意义。

同时,各地在体检之后,还为农民建立了动态的健康档案。对体检出来的患病对象,则纳入社区卫生服务的重点对象,加强跟踪服务,受到了各地农民的普遍欢迎。

案例来源:浙江全国首创农民免费健康体检. 浙江在线新闻网站,https://zjnews. zjol. com. cn/05zjnews/system/2007/12/15/009056919. shtml.

### 案例简析 >>>

农民健康工程是加强农村卫生工作的重大举措和有力抓手,是一件顺民意、得民心、谋民利,造福于广大农民群众的大事、好事、实事。实施农民健康工程,让全省农民有地方看病、看得起病、加强预防少生病,提高农民健康水平,真正惠及了广大农民群众,浙江省农民健康的保障水平走在了全国前列。

# 第二节　新型农村合作医疗

## 一、新型农村合作医疗的背景

合作医疗制度是我国独创的一种农民医疗保健制度,它是广大农民群众根据"自愿参加,互助互济"的原则,依靠集体和自身的力量建立起来的一种行之有效的集资医疗制度。合作医疗制度为我国广大农民平等地享受方便的、稳定的、费用合理的医疗卫生保健提供了保障。随着我国经济社会的改革与发展,合作医疗制度经历了产生、发展、解体、恢复和创新的曲折过程。

　　农村合作医疗制度最早起源于抗战时期的陕甘宁边区的"医药合作社"。中华人民共和国成立以后,1955年,在农村互助合作运动中,山西、河南等地区的农民创办了合作医疗。此后,合作医疗得到了政府的肯定,成为农村卫生工作的一项基本制度,在全国范围迅速推广。至1979年,农村合作医疗的覆盖率达到90%以上,成为农村医疗保障体系的三大支柱之一。农村合作医疗制度的建立,初步解决了农民"看不上病"和"看不起病"的问题,提高了医疗服务的可及性,满足了农民的基本医疗服务需求,在保障农民健康、发展农业生产和维护社会稳定等方面发挥了重要作用。20世纪80年代初,世界银行和世界卫生组织在考察报告中高度评价,称我国农村合作医疗制度是发展中国家全体解决卫生经费的唯一范例。

　　改革开放以来,我国农村的社会环境和经济体制发生了深刻的变革。实行联产承包责任制后,集体经济对合作医疗的支撑作用逐渐丧失,合作医疗的资金筹集面临困难,加上合作医疗在制度保障、服务能力和管理监督等方面的缺陷,导致合作医疗制度解体。1985年全国仅5%的行政村实行合作医疗。合作医疗的解体给农民的生产和生活带来了不利影响,因病致贫和因病返贫现象突出。1991年,我国政府再次肯定了农村合作医疗制度,明确提出:在农村要稳步推行合作医疗保健制度。合作医疗的覆盖率有所回升,但总体上恢复进程缓慢。1996年,全国约有16%的行政村实行合作医疗。2002年10月,中共中央、国务院下发《关于进一步加强农村卫生工作的决定》,明确提出:农村卫生工作是我国卫生工作的重点,关系到保护农村生产力、振兴农村经济、维护农村社会发展和稳定的大局,对提高全民族素质具有重大意义。在农村要逐步建立起适应社会主义市场经济体制要求和农村经济发展

水平的、以大病统筹为主的新型的合作医疗制度。2004 年 1 月 13
日,国务院办公厅转发卫生部、财政部、农业部等 11 个中央部委局
《关于进一步做好新型农村合作医疗试点工作的指导意见》,为建
立新型农村合作医疗制度提出了基本框架。

新型农村合作医疗制度是由政府组织、引导、支持,农民自愿
参加,个人、集体和政府多方筹资,以大病统筹为主的农民医疗互
助共济制度。与传统农村合作医疗相比,新型合作医疗具有以下
基本特点:一是政府引导、农民自愿参加。政府充分发挥组织引导
作用,但不是强迫命令,农民根据自己的意愿决定是否参加。二是
多方筹资。农民按时足额缴纳合作医疗经费,乡村集体给予资金
扶持,中央和地方各级财政每年安排一定专项资金予以支持。三
是以收定支,保障适度。既保证合作医疗持续有效运行,又保障农
民能够享有最基本的医疗服务。四是以大病统筹为主要形式,重
点解决农民大病、重病的医药补偿,充分发挥合作医疗的风险保障
功能,尽量减少农民因病致贫和因病返贫。五是以县为单位进行
筹资和管理,扩大合作医疗的社会共济范围,提高抵御大病风险的
能力。六是因地制宜。根据各地经济发展水平和群众意愿,实行
不同水平、不同形式的合作医疗形式。[①]

## 二、新型农村合作医疗的试点

浙江省是国务院确定的四个新型农村合作医疗试点省份之
一。2003 年 8 月,浙江省政府发布《关于建立新型农村合作医疗制
度的实施意见(试行)》,统筹城乡经济社会发展,建立政府推动、农
民互助、社会参与的工作机制,积极引导农民参加以大病统筹为主

---

① 李鲁.卫生事业管理[M].北京:中国人民大学出版社,2006:91-94.

要形式的新型农村合作医疗制度,提高农民医疗保障水平,促进农村经济社会协调发展。

**(一)基本原则**

一是低点起步,扩大覆盖。新型农村合作医疗制度要与浙江省农村现阶段经济社会发展水平和农民的医疗保健需求相适应,重点减轻农民患大病的经济负担。二是政府推动,多方筹资。农民以家庭为单位自愿参加新型农村合作医疗,按时足额缴纳合作医疗经费,乡(镇)、村集体给予资金扶持,各级政府财政按有关规定安排专项补助资金。三是县级统筹,保障适度。农村大病统筹合作医疗以县为单位统一筹资,统一管理,以收定支,收支平衡。随着农村经济社会的发展和农民收入的增加,逐步提高保障水平和社会化程度。四是先行试点,逐步推广。从各地实际出发,通过试点总结经验,不断完善,稳步发展。

**(二)主要目标**

全省基本建立以县(市、区)为单位的农村大病统筹合作医疗制度,逐步形成以农村大病统筹合作医疗为主体,其他医疗保障形式为补充,多形式、多层次的农村医疗保障体系,使农民人人都享有医疗保障。分三步走:2003—2004 年为试点阶段,在全省确定试点县,通过试点积累经验;2005—2007 年为全面实施阶段,分期分批推进,到 2007 年全省基本建立以县为单位的农村大病统筹合作医疗制度;2008 年以后为巩固提高阶段,农村大病统筹合作医疗制度进一步得到巩固,筹资和保障水平逐步提高。

**(三)基本方案**

以农民为参保对象,实行以县为单位统一筹资、统一管理为主导形式的大病统筹合作医疗制度,重点解决参保农民大额住院医疗费用和门诊指定项目大额医疗费用的补偿。有条件的地方可在县级统筹的基础上,建立其他多种形式的合作医疗作补充。全省各地要积极探索建立农民的医疗救助制度,帮助减轻患特大疾病农民的经济负担。各地在实施大病统筹合作医疗的过程中,要注意处理好筹资额度与补偿比例、抗风险能力与受益面之间的关系。在确保资金收支平衡的前提下,增强吸引力。对参加大病统筹合作医疗的农民,每1～2年在当地社区卫生服务机构安排一次常规性体检。

**(四)资金筹集**

实行个人缴费、集体扶持和政府资助相结合的筹资机制。2003年,浙江省农村大病统筹合作医疗的筹资标准为每人每年30元以上,其中省、市、县(市、区)政府财政补助每人每年15元以上。从2003年起,除宁波市外,省财政对经济欠发达地区、海岛等及其他财政实行"两保两挂"地区的实际参保农村居民,给予每人每年10元的补助,所需资金通过省财政转移支付和安排专项解决;对经济强县市的实际参保农村居民,给予每人每年3元的补助;对其他县(市、区)的实际参保农村居民,给予每人每年5元的补助。各市、县(市、区)政府负责落实地方补助资金。农村居民个人缴费标准应不低于各级政府的补助水平。现阶段,允许各地从实际出发,以低于上述标准起步,今后随着农村经济发展,农村居民收入增加和医疗需求增长,逐步提高筹资额度和保障水平。农村五保户、低保家庭和特困残疾人等困难群体,其合作医疗个人出资部分由当地政府负责解决。各地可按职工自愿的原则,组织乡镇企业职工参加当地农村大病统筹合作医疗,当地筹资标准内个人出资部分的费用由职工自行缴纳。农村集体经济组织应对本地多种形式的农村合作医疗给予扶持,作为县级大病统筹合作医疗的补充,但其出资部分不得向农村居民摊派。鼓励单位和个人捐赠资金支持农村大病统筹合作医疗,拓宽筹资渠道。在积极引导、自愿参加、稳步实施的基础上,各地可以探索依法建立规范、稳定的农村合作医疗筹资机制。

### (五)医疗服务管理

浙江各地根据筹资总额,结合当地实际,科学合理地确定农村合作医疗基金的支付范围、支付标准和额度,防止基金超支和过多结余。省卫生厅会同有关部门制定合作医疗报销基本药物目录、诊疗项目、医疗服务设施标准的指导意见。各地根据省级有关部门的规定,制定相应的实施标准和办法。引入竞争机制,方便农民就医,由县级农村合作医疗管理委员会择优选择农村合作医疗定点医疗机构,县级经办机构要加强定点医疗机构服务质量和费用的监管力度,实行动态管理。建立和完善逐级转诊制度,充分发挥农村社区卫生服务机构的功能和作用。积极推进农村卫生改革,加强农村卫生服务网络建设,不断提高卫生服务能力、服务水平和工作效率。完善并落实医疗机构各种诊疗规范和管理制度,保证服务质量,严格控制医疗费用的不合理增长,减轻合作医疗基金支付压力。

浙江省按照中央的统一部署和要求,扎实工作,积极推进,实施新型合作医疗试点工作两年(截至 2005 年 6 月底),全省已有 81 个县(市、区)实施了新型农村合作医疗,占全省县(市、区)总数的 90%,参合农民 2399 万人,占全省农业人口的 69%,累计筹集资金 17.66 亿元,已有 74.91 万人次报销了住院费用,273.76 万人次得到门诊报销和健康体检,为降低农民医药费用负担,解决农村地区因病致贫、因病返贫问题起到了积极作用，受到广大农民群众欢迎。在 2005 年 9 月全国新型农村合作医疗试点工作会议上，浙江代表作了题为《积极探索、稳步实施，全面推进新型农村合作医疗工作》的经验介绍，为全国基本建立新型农村合作医疗提供了浙江经验。

### 三、新型农村合作医疗的发展

2006 年底，浙江省新型农村合作医疗制度实现所有 87 个县、市农村的全覆盖，参合人数已达到 2902 万人，占全省农业人口的 86％，成为全国开展合作医疗数量最多，所占比例也最高的省份之一。同时，44％的县（市、区）实行了乡村卫生机构门诊小额报销制度，使得参合农民的受益面达到了 42％。

浙江省不断扩大新型农村合作医疗覆盖面和保障水平。"十二五"期间，浙江省新型农村合作医疗参合率达到 97.7％，达到规定要求的 95％目标，人均筹资 649 元，其中人均财政补助 453 元，超过财政补助 360 元的目标；统筹区域住院政策内报销比例巩固在 75％以上，合规医疗费用支付比例达到 50％；全省 11 个地市全部建立了城乡居民大病保险制度。

同时，浙江全省各地积极探索整合城镇居民基本医疗保险和新型农村合作医疗两项制度，有力推进了城乡居民基本医疗保险统筹发展。2016 年，浙江省政府出台《关于深入推进城乡居民基本医疗保险制度建设的若干意见》，浙江率先完成城乡居民医保制度整合，基本医保参保率达到 99％，实现了全省异地就医互联网结算、医保智能监管全省覆盖等。

2019 年，浙江省医疗保障局联合财政厅共同出台了《关于印发 2019 年城乡居民基本医疗保障工作实施方案的通知》，主要内容包括：2019 年城乡居民医保人均财政补助标准新增 30 元，达到每人每年不低于 540 元；县域内定点医疗机构政策范围内住院支付比例保持在 75% 左右，门诊支付比例保持在 50% 左右，大病保险合规医疗费用最低支付比例原则上不低于 60%；以设区市为单位，全面实现城乡居民基本医保制度纵向统一；实行兜底保障，贫困人口基本医保和大病保险百分百覆盖，医疗救助实现应救尽救；全面实现基本医保、大病保险、医疗救助"一站式结算"，实现省内异地就医统筹区域全覆盖。

## 第三节　社区卫生服务

### 一、社区卫生服务的背景

1999 年 7 月 16 日，卫生部、国家发展计划委员会、教育部等十部委联合发布《关于发展城市社区卫生服务的若干意见》，对"社区卫生服务"的定义、地位等做出了详细的规定。社区卫生服务是社区建设的重要组成部分，是在政府领导、社区参与、上级卫生机构指导下，以基层卫生机构为主体，全科医师为骨干，合理使用社区资源和适宜技术，以人的健康为中心、家庭为单位、社区为范围、需求为导向，以妇女、儿童、老年人、慢性病人、残疾人等为重点，以解决社区主要卫生问题、满足基本卫生服务需求为目的，融预防、保健、康复、健康教育、计划生育技术服务和一般常见病、多发病的诊疗服务等为一体的，有效、经济、方便、综合、连续的基层服务。[1]

社区卫生服务概念于 1945 年被正式提出。英国议会批准的

---

[1] 李鲁.社会医学(第 3 版)[M].北京：人民卫生出版社，2007：204-205.

《国家卫生服务法》规定,在英国实行由政府税收统一支付医院专科医疗服务、社区卫生服务和全科医疗服务制度。1978 年,国际初级卫生保健会议发表的《阿拉木图宣言》首次提到:全球的卫生服务要贯彻"社区化"的原则,发展以社区为基础的卫生保健系统,重新合理分配卫生资源,以适应整个社会的需求。国际实践证明,广泛开展社区卫生服务和全科医疗服务,不仅使卫生服务的公平性、可及性和服务效率得到很大提高,而且在控制医疗费用增长和提高居民健康水平方面起到了卓有成效的作用。社区卫生服务成为较为理想的基层卫生服务模式和实现人人享有卫生保健的有效途径。

我国虽然直到 20 世纪 90 年代后期才正式开展大范围的社区卫生服务,但对于社区卫生服务的探索可追溯到 20 世纪 50 年代。中华人民共和国成立初期,我国在全国范围建立了包括县(区)级医院、乡镇(街道)卫生院、村卫生室等遍布城乡的三级医疗服务网络。基层医疗卫生服务在网络中发挥着巨大作用,为广大居民提供基本医疗卫生服务,农村"赤脚医生"曾经被世界卫生组织作为范例向发展中国家推荐。

1997 年,中共中央、国务院《关于卫生改革与发展的决定》明确提出:"改革城市卫生服务体系,积极开展社区卫生服务,逐步形成功能合理、方便群众的卫生服务网络。"这标志着我国社区卫生服务被确认并开始建设。1999 年,卫生部等十部委联合下发《关于发展城市社区卫生服务的若干意见》,进一步明确了社区卫生服务的总体目标、功能定位、服务内容、基本原则、社区卫生服务体系、规范化管理和配套政策等。作为配套文件,2000 年,卫生部印发了《城市社区卫生服务机构设置原则》《城市社区卫生服务中心（站）设置指导标准》。2001 年，卫生部又相继出台了《城市社区卫生服务基本工作内容（试行）》《2005 年城市社区卫生服务发展目标的意见》。

2002 年，卫生部等十一部委联合下发《关于加快发展城市社区卫生服务的意见》，对社区卫生服务的组织构架做出了明确规定。从 2003 年开始，卫生部、民政部、国家中医药管理局联合开展了创建全国社区卫生服务示范区活动，有效地推进了国家相关政策的落实和社区卫生服务网络的建设，通过 108 个示范区的典型示范和带动效应，进一步促进全国社区卫生服务的发展。

2006 年，国务院召开全国城市社区卫生工作会议，并颁布《关于发展城市社区卫生服务的指导意见》，进一步明确了我国发展社区卫生服务的指导思想、工作目标、基本原则、服务体系、政策措施和组织领导等重要问题。卫生部等部委印发了《城市社区卫生服务机构管理办法（试行）》等一系列社区卫生服务配套文件。国务院成立了城市社区卫生服务工作领导小组，研究制定促进社区卫生服务发展的方针政策措施；各省将发展社区卫生服务纳入政府年度工作目标考核，省级政府制订贯彻落实的具体政策措施，明确责任，落实工作任务。自此，发展社区卫生服务成为政府履行社会管理和公共卫生职能的一项重要内容。

## 二、社区卫生服务的改革

浙江省贯彻把卫生工作重点应放在基层和农村的方针，按照统筹城乡发展的要求，于 2005 年创造性地提出并率先推进在城市和农村同步开展社区卫生服务，实施"城乡社区健康促进工程"并将其作为卫生强省建设的"六大工程"之一，把发展城乡社区卫生服务作为深化医疗卫生体制改革，有效缓解居民看病难、看病贵问题的重要举措,推动城市优质医疗资源下基层,加强新型卫生服务体系的基础,为城乡居民提供综合、便捷、优质的社区卫生服务。[①]

**(一)明确社区卫生服务的工作目标**

坚持公益性质、政府主导、规划先行、防治结合、城乡统筹等基本原则,以"户户拥有家庭医生,人人享有卫生保健"为目标,在全省建成网络健全、配置合理、功能完善、保障有力、运行科学、监管规范的社区卫生服务体系,城乡居民在社区可以享受到预防保健等公共卫生服务和一般常见病、多发病的基本医疗服务。

**(二)健全社区卫生服务网络**

在城市,按照每个街道重点办好一所政府举办的社区卫生服务中心的布局要求,主要通过对市辖区的区级医院、街道卫生院和县(市)城区的城关卫生院等基层医疗机构进行转型改造成为社区卫生服务中心。根据实际需要,以中心延伸方式设立社区卫生服务站点,中心对站点实行一体化管理。在农村,政府集中力量在每个乡镇办好一所乡镇卫生院(社区卫生服务中心),乡镇卫生院切实转变服务模式,加快转型成为社区卫生服务中心。把乡镇卫生院分院和村卫生室等现有农村卫生机构改造成为社区卫生服务站。

**(三)建立分工合理的纵向协作机制**

整合疾病预防控制、妇幼保健机构、大中型医院与社区卫生服务机构的职能,将适宜社区开展的公共卫生服务交由社区卫生服务机构承担,逐步将大中型医院承担的一般门诊、康复和护理等服

---

① 李兰娟.加快建设卫生强省 努力实现卫生事业新的跨越[J].卫生政策,2005,(2):14-16.

务分流到社区卫生服务机构。加强大中型医院对社区卫生服务机构的支持,实施"医院牵手社区行动",组织大中型医院与社区卫生服务中心挂钩结对,建立双向转诊制度,实行资源共享。逐步形成"小病在社区、大病到医院、康复回社区"的分级医疗和双向转诊新格局。

**(四)推进社区卫生服务的"五个转变"**

一是服务功能的转变,从单纯的医疗服务向预防、保健、医疗、康复、健康教育、计划生育指导"六位一体"的社区卫生服务转变。二是服务模式的转变,从在机构坐等病人向进村入户、上门服务转变。三是知识结构的转变,通过实施城乡基层卫技人员素质提升工程,使医务人员从单科医学知识向全科医学知识转变。四是用人分配管理方式的转变,实行定编定岗、竞争上岗、全员聘用、岗位管理、绩效考核等方式,强化责任医师的岗位职责和服务意识。五是投入机制的转变,从"以药养医""以医养防"向由政府保障公共卫生服务经费转变,切实强化政府发展卫生的责任。

**(五)加强社区卫生服务人才队伍建设**

政府举办的社区卫生服务机构核定相应的事业编制,按照每1000～2000人口配备1名社区责任医师的标准,按1∶1的标准配备社区护理人员。加强高等医学院校的全科医学、社区护理学科教育,积极为社区培养全科医师、护士。实施基层卫生技术人员素质提升工程,全体社区卫生专业技术人员参加相应的岗位培训。强化公立大中型医院、疾病控制中心、妇幼保健机构和计划生育技术服务机构对社区卫生服务机构的业务指导和培训。有计划地组织社区卫生工作人员到医院和预防保健机构进修学习、参加有关学术活动。

### （六）完善社区卫生服务保障体系

加大对社区卫生服务的投入，各级政府按照公共财政的要求，建立稳定的社区卫生服务筹资和投入机制。深化人事分配制度改革，推行"公开招聘、合同聘用、绩效考核"的用人制度，实行以"岗位工资和绩效工资"为主的收入分配制度，建立以"基本医疗和公共卫生服务"为导向的目标管理制度。推行社区责任医生制度，建立以社区责任医生为骨干，社区护理等人员共同组成的社区责任医生团队。改革财务管理制度，积极稳妥地推进社区卫生服务"收支两条线"改革。发挥医保政策对社区卫生服务发展的支撑作用，推动医保优惠政策向社区卫生服务机构倾斜。完善社区卫生服务监管机制，严格社区卫生服务机构、人员和技术服务项目的准入管理，加强社区卫生服务机构规范化建设，强化行业监管和质量控制。

2007 年，浙江开始实施"城乡社区健康促进工程"，率先提出在城市和农村同步开展社区卫生服务，健全城乡社区卫生服务网络，改善了医疗卫生服务资源的城乡分布，提升了基层特别是农村的卫生服务能力，将广大居民的大多数基本健康问题解决在基层，极大地改善了卫生服务的可及性、公平性和群众满意度。同时，基本构建了城区二级、农村三级的医疗卫生服务体系，初步形成了"健康进家庭、小病在社区、大病到医院"的社区卫生服务格局，为全国社区卫生服务发展提供浙江方案，也为后续的分级诊疗制度改革提供坚实基础。

### 三、社区卫生服务的发展

浙江省深入推进基层医疗卫生机构标准化建设，完成了每个建制乡镇（街道）有一所政府办卫生院的任务，标准化建设达标率为 98％,村级建设达标率为 95.8％,"20 分钟医疗服务圈"比例达到 93.3％。2013 年启动乡镇卫生院等级评审,评出 146 家甲等和 437 家乙等乡镇卫生院。到 2015 年底,基层医疗卫生机构规范化机构比例达到 80％以上,780 家乡镇卫生院被评为等级卫生院,165 家社区卫生服务中心创建为国家或省级示范单位。同时,引导和鼓励医学院校毕业生到基层工作,顺利完成招聘万名医学院校毕业生计划;实施基层卫生人员定向培养,招录定向培养学员 6800 多名,基层卫生队伍得到进一步加强。

在推进标准化建设的基础上,浙江省财政每年安排不少于 2 亿元专项资金用于补助基层医疗卫生机构设备配置更新。持续完善基层医疗卫生机构的财政投入保障政策,全面建立基层医疗卫生机构绩效工资制度和绩效考核办法。同时,加快推进分级诊疗和责任医生签约服务等重点领域改革。2015 年 6 月,浙江省政府办公厅出台了《推进责任医生签约服务工作的指导意见》,逐步建立责任医生与居民之间良好的契约服务关系,使城乡居民获得连续、综合、便捷、个性化的健康管理服务;促进基层首诊、双向转诊、分级诊疗就诊秩序和公立医院与基层医疗卫生机构分工协作机制的形成,使责任医生真正成为居民健康的"守门人"。《推进责任医生签约服务工作的指导意见》提出,到 2020 年,全省规范签约服务覆盖一半人口,基层就诊比例达到 60％以上。

2016 年 6 月,浙江省政府出台《浙江省深化医药卫生体制改革综合试点方案》,将"双下沉、两提升"与医联体建设结合起来,推进城市三级医院与县级医院、城市社区卫生服务机构建立纵向紧密合作的医疗集团或高水平医联体,县乡(村)医疗机构整合组建县域医共体,整合优化城市、县乡医疗卫生机构资源,促进县乡村卫生一体化,筑牢基层"网底"。基层就诊率和县域就诊率逐年稳步提高,基层就诊率从 2016 年的 50.5％上升至 2020 年的 53.6％,县域就诊率从 2016 年的 84％上升至 2020 年的 88.9％,基本实现小病在基层,大病不出县。

2019 年 1 月,浙江省十三届人大二次会议的政府工作报告首次提出"未来社区",即应用科技与智能的力量,将社区打造成一个以居民为本的智慧、环保、有温度的生活圈,并将健康场景纳入未来社区的九大场景应用。2021 年,浙江省卫生健康委明确未来社区健康场景的顶层设计思路和建设方案,主要内容包括:一是聚焦未来社区人本化、生态化、数字化三维价值坐标,打造一批智慧化社区卫生服务站(智慧健康站),实现环境与服务提档升级、医疗服务智慧化和健康管理智慧化,让社区卫生服务更有品质。二是围绕老年人高血压、糖尿病患者的健康服务高频需求,构建"1235"健康宝项目体系,着力打造面向居民的"知健康、享健康、保健康"三大应用场景和健康指数、健康档案开放、智能随访、贴心诊疗、健康评估五个核心应用,让社区居民更有获得感。三是深入推进"1314＋X"卫生健康数字化改革,依托区域全民健康信息平台,归集各类医疗卫生系统数据,纵向贯通省、市、县三级平台,横向联通医保、公安、民政等多部门信息数据,建设面向服务提供方和管理方的家庭医生签约服务、慢病管理、卫生健康数字化管理等三大应用功能,建成掌上卫生健康生态圈,让健康管理更精准。该未来健康场景建设方案已在全省 12 个未来社区先行试点推进。建设未来社区,提供社区全体人员全生命周期健康管理,构建全民健康的未来健康场景,进一步丰富和夯实了城乡社区卫生服务。

◆◆ **案例 4-2**

### 以县域医共体建设为突破夯实整合型医疗卫生服务体系的基础

"基层不强"是长期以来制约卫生健康事业高质量发展的主要短板,也是整合型医疗卫生服务体系建设的最大制约。为此,浙江省把破解"基层不强"作为首要突破口,刀刃向内、自我革命,推进县域医疗卫生资源重组、体系重构、机制重建和服务重塑,实现基层服务能力达标升级,让群众在家门口"看得上病、看得好病"。

一是深化"双下沉、两提升",既要"城市医院强",也要"县级医院强"。针对城乡医疗卫生资源配置不均衡的问题,全面推进城市医院和医生下沉,提升县级医院服务能力和群众满意度,54 家省市级三甲医院与 122 家县级医院开展了紧密型合作,累计建成各种类型的医联体 526 个,600 余名城市医院专家常驻县级医院,县级龙头医院的管理、技术和服务能力全面增强。

二是推开县域医共体建设,既要"县级医院强",也要"县域医疗强"。如果说"双下沉、两提升"促成了紧密型、半紧密型的医联体建设,解决了县级医院龙头带动不强的问题;那么县域医共体就是要把县乡医疗卫生机构组成"一家人",形成管理、服务、利益、责任和文化"五大共同体",这是破解"基层不强"、推动实现"乡活"的根本出路,也是改革的主战场。在路径上,浙江省坚持试点先行与高位推动相统一,2017 年 9 月在 11 个县(市、区)开展试点,探索整合县乡机构、优化资源配置、完善体制机制。从试点地区看,县级医院急危重症抢救能力增强了,三、四类手术例数增长 10% 以上;乡镇卫生院常见病、多发病诊治也增强了,三分之一以上恢复或新开了一、二类手术,门急诊和出院人次分别增长 12％和 22.3％,基层就诊率提高 6.1 个百分点、达到 67％,县域就诊率达到 86％。医疗费用也得到了较好控制,县域医保基金支出增幅同比下降 10.5 个百分点。基于试点成效,2018 年 9 月,浙江省委、省政府在德清县召开会议、省"两办"下发文件,全面推开改革。在内涵上,浙江省提出了"一体两层级、三医四机制、五中心六统一"的改革新要求,"一体两层级"就是县乡医疗卫生机构融为一体,成为"一家人",但明确各自的功能定位,统分结合、有分有合,重点解决体系重建的问题;"三医四机制",就是坚持医疗、医保、医药联动改革,改革医保支付、服务价格、药品供应及人事薪酬等机制,重点解决制度供给的问题;"五中心六统一",就是医共体层面成了人力资源、财务、医保、公共卫生和信息化"五大中心",统一资产运营、物资采购、人员使用、信息化建设、财务管理和绩效考评,重点解决运行保障的问题。在进展上,70 个县(市、区)全面推开改革,208 家县级医院、1063 家卫生院组建成 161 家医共体。改革后,县乡机构人、财、物等要素流动的渠道被打通,医务人员的编制、岗位、身份等"藩篱"被打破,职称评聘、内部考核、绩效分配等机制被激活,碎片化的资源被攒成了一个个"拳头"。

三是落实"三个强化",既要"基本医疗强",也要"公共卫生强"。增强医共体合理诊治、主动做好预防保健和健康管理的内生动力,强化基本医疗、公共卫生和家庭医生服务能力,加快推动从"以治病为中心"向"以健康为中心"转变、从"看病有钱"向"防病省钱"转变。实行"1 名全科医生＋1 名专科医生＋1 个签约团队"的家庭医生签约服务新机制,重点人群签约服务覆盖面达 73％,县乡村层级断裂、服务脱节的问题逐步扭转,"村稳"的良好态势开始显现。第三方评估显示,群众对县域医共体的满意度达 97.8%,医务人员满意度达 94.8%。

案例来源:全面推进县域医共体建设,构建整合型医疗卫生服务体系的浙江探索——国家卫生健康委员会 2019 年 4 月 12 日例行新闻发布会散发材料之二. http://www.nhc.gov.cn/xcs/s7847/201904/8f3953af92d0465bbc555290ba7f457d.shtml.

## 案例简析 >>>

2016 年,浙江省被纳入综合医改试点省后,全面贯彻新时代卫生健康工作方针,聚焦破解卫生健康领域的发展不平衡不充分问题,全面推进城市医联体和县域医共体建设,整合优化城市、县乡医疗卫生机构资源,破解基层服务能力不强的短板,筑牢基层"网底",逐步探索了一条符合中央要求、基层实际和群众需求,具有浙江特色的整合型医疗卫生服务体系建设新路子。

## ◆ 本章小结

农村卫生是我国卫生健康工作方针确定的重点领域,也是深化医药卫生体制改革的重点工作。2004 年,时任浙江省委书记习近平在全国率先提出打造"卫生强省"战略目标。浙江始终将农村卫生工作作为建设卫生强省的重中之重,在农民健康工程、新型农村合作医疗、城乡社区卫生服务等领域作了积极探索。

本章分为三个部分。第一部分主要介绍浙江在全国率先实施"农民健康工程",让全省农民有地方看病、看得起病、加强预防少生病。第二部分主要介绍浙江在全国率先全面建立新型农村合作医疗制度,为降低农民医药费用负担,解决农村地区因病致贫、因病返贫问题起到了积极作用。第三部分主要介绍浙江在全国率先在城市和农村同步开展社区卫生服务,健全城乡社区卫生服务网络,将广大居民的大多数基本健康问题解决在基层,极大地改善了卫生服务的可及性、公平性和群众满意度。

　　浙江农村卫生工作始终按照习近平总书记的指引,一张蓝图绘到底,一任接着一任干。浙江农村卫生工作整体上走在全国前列,城乡社区卫生服务、农民健康体检、基本公共卫生服务项目、城乡居民基本医疗保障等改革探索,为全国医改提供了浙江示范和浙江经验。

### ◆◆ 思考题

　　1. 浙江省卫生强省建设过程中,在农村卫生领域主要做了哪些改革探索? 形成了哪些可供全国借鉴和推广的浙江经验?

　　2. 在浙江高质量发展建设共同富裕示范区的时代背景下,城乡居民基本医保制度该如何发展和完善?

　　3. 在全面推进健康浙江建设和深化综合医改试点的实践中,应如何进一步加强和完善城乡社区卫生服务?

### ◆◆ 拓展阅读

　　1. 习近平. 干在实处　走在前列[M]. 北京:中共中央党校出版社,2006.

　　2. 李兰娟. 浙江省卫生强省建设课题研究报告[M]. 杭州:浙江大学出版社,2006.

　　3. 马进,马伟杭,赵明,等. 浙江省探索卫生发展创新道路研究[J]. 中国卫生政策,2008,1(3):11-14.

　　4. 浙江省卫生健康委员会. 浙江省卫生强省建设与"十一五"卫生发展规划纲要[EB/OL]. (2008-12-10)[2021-10-8]. https://wsjkw. zj. gov. cn/art/2008/12/10/art_1229123421_465568. html.

　　5. 郭占恒. 没有人民健康就没有全面小康[N]. 浙江日报,2017-08-18(6).

6. 郭清. 大健康理念引领的浙江实践对实施健康中国战略的先导作用[J]. 健康研究, 2019; 39(1): 1-6.

7. 张曦. 把人民生命安全和身体健康放在心里——习近平同志 2003 年领导浙江省抗击非典斗争纪事[N]. 人民日报, 2020-06-15(1).

中医药学包含着中华民族几千年的健康养生理念及其实践经验，是中华文明的一个瑰宝，凝聚着中国人民和中华民族的博大智慧。新中国成立以来，我国中医药事业取得显著成就，为增进人民健康做出了重要贡献。

——习近平对中医药工作作出重要指示强调 传承精华守正创新为建设健康中国贡献力量（《人民日报》2019 年 10 月 26 日第一版）

# 第五章 发展中医中药 实现优势互补

## ◆ 本章要点

1. 概述浙江实施的"中医药攀登工程"，促使中医药服务体系持续加强的经验。浙江省委省政府坚持中西医并重的工作方针，将中医药事业发展纳入经济社会发展总体规划中，努力实现中医药的均衡发展、充分发展、高质量发展，构建了全方位的中医药健康服务体系。

2. 总结浙江省在开创中医药人才培养新模式、打造多层次培养人材格局的实践成效；分析在持续提升中医药科技创新能力、中医药科技竞争力和中药现代化水平方面的政策成效。

3. 揭示浙江省中医药产业和地区的经济、社会各个方面高度融合，成为浙江健康产业中的重要组成部分的历程和经验。展望打造及传播有"浙派"特色的中医药文化以发挥中医药全方位资源优势的前景。

2002 年 11 月，中央宣布习近平同志任浙江省委书记。习近平同志对中医药工作十分关注，浙江省委把加强党的先进性建设真正落实到发展中医药事业的具体工作中去，对浙江中医药事业发展做出了全面深入的思考、研究与部署，实施了"中医药攀登工程"等重要举措。进入 21 世纪以来，浙江省坚持一张蓝图绘到底，以习近平新时代中国特色社会主义思想为指导，以坚持中西医并重、传承发展中医药事业为统领，坚持新时代卫生与健康工作方针，深入贯彻实施《中共中央 国务院关于促进中医药传承创新发展的意见》《中医药法》《中医药发展战略规划纲要》，运用好"中医药攀登工程"和浙江省中医药事业发展"十二五""十三五"的成果，传承精华、守正创新，以加快推进深化中医药改革、转变中医药发展方式、实现中医药治理体系和治理能力现代化，推动中医药在传承创新中高质量发展，继续走在全国前列。

## 第一节　中医药服务体系建设

浙江中医药历史悠久，成就突出，是浙江卫生与健康事业中的重要支撑力量。中华人民共和国成立后，党和国家确立了发展中医药的正确方针。浙江省委省政府认真贯彻党的中医药政策，大力发展中医药事业。改革开放至 20 世纪末，省政府先后两次召开振兴中医中药大会，出台了《关于加快发展浙江省中医药事业的决定》等重大决策，奠定了浙江中医药事业发展的良好基础。21 世纪以来，以实施"中医药攀登工程"为契机，浙江省加强中医药服务体系建设，取得了重要成果。

**一、实施"中医药攀登工程",描绘中医药服务体系建设蓝图**

2003 年,浙江省政府对中医医疗机构进行了一系列调整与重组,将原属省建设厅的建工医院正式划转浙江中医学院,更名浙江省新华医院,并改为中西医结合性质,按省直属医院同一政策进行管理;将原浙江中医学院门诊部改建为浙江中医学院附属针灸推拿医院,后又增挂浙江省针灸推拿医院院名;批准舟山市中医院与舟山市骨伤医院资源重组,建立了舟山市中医骨伤联合医院;支持平阳县中医院与平阳县第三医院进行合并。通过这些调整与重组,浙江省中医药资源得到了整合,逐步实现优势互补。

为进一步促进中医医疗服务能力与水平的提高,浙江省卫生厅组织专家修订了《浙江省中医医院评审标准》,为中医医疗机构行业准入和规范管理提供了科学依据。2004 年 5 月 28 日,浙江省第十届人民代表大会常务委员会第十一次会议通过《关于修改〈浙江省发展中医条例〉的决定》,完善了《浙江省发展中医条例》。

在此基础上,习近平同志亲自部署和推动了浙江省"中医药攀登工程"建设。2005 年 7 月,浙江省委十一届八次全体(扩大)会议审议并通过了《中共浙江省委关于加快建设文化大省的决定》,会议提出加快建设教育强省、科技强省、卫生强省、体育强省等"四个强省"。为贯彻落实这次会议精神,2006 年 9 月,浙江省政府出台了《浙江省卫生强省建设与"十一五"卫生发展规划纲要》,将"中医药攀登工程"列为"卫生强省"建设的六大工程之一,明确提出要加强中医药的传承与创新,开展中西医结合工作,促进中医药的现代化和国际化。

2006 年 9 月,浙江省卫生厅、发展和改革委员会、财政厅联合下发了《关于印发浙江省中医药攀登工程实施方案的通知》,工程的总体目标是力争通过五年建设,初步建立起与浙江省基本实现全面小康社会相适应的、较好满足人民群众健康需求的现代中医药服务体系;中医药服务领域不断拓展,服务能力和可及性明显提高;中医药资源配置优化合理;中医药行业管理规范有力,中医药继承与创新成效显著,中医药事业发展的基础条件较大改善,全省中医药综合实力位居全国前列。

"中医药攀登工程"的主要任务有五项,包括:①全面加强中医药服务能力建设;②充分显现中医药特色与优势;③持续提升中医药科技创新能力;④积极推进中医药全面参与城乡社区卫生服务;⑤努力优化中医药人才结构。具体开展八个重点项目建设,包括名院建设项目、名科建设项目、创新基地建设项目、重点研究项目、中医药临床特色优势标准化研究项目、中医药参与城乡社区卫生服务示范单位建设项目、中医药适宜技术应用项目、中医药人才素质提升项目。工程实施周期为五年(2006—2010年),分项目准备及启动阶段、建设阶段、考核评估阶段三个阶段逐步推进。《关于印发浙江省中医药攀登工程实施方案的通知》从加强领导、创新机制、规范管理、多方筹资、上下结合、推广示范等方面落实各项保障措施。

"中医药攀登工程"为浙江省中医药各项事业的快速发展描绘了美好蓝图。沿着其基本路线,浙江省贯彻党的十八大以来的中医药政策方针,先后制订和实施了中医药事业发展"十二五""十三五"规划,并取得了良好的成效。

## 二、服务能力全面提升,体系建设日益完善

近20年来,浙江省始终坚持中西医并重的工作方针,将中医药事业发展纳入经济社会发展总体规划中。浙江省政府先后出台

《关于加快推动中医药发展的实施意见》《关于加快推进中医药健康服务发展的意见》等系列政策文件,努力实现中医药的均衡发展、充分发展、高质量发展,各项工作取得了较好成绩,构建了全方位的中医药健康服务体系。

**(一)中医医疗服务得到全面加强**

"中医药攀登工程"首要任务是全面加强中医药服务能力建设。其内涵是要优化中医药资源配置,继续办好现有公立中医医疗机构,规范有序引导社会力量参与中医药发展,加强基础设施建设。项目启动后,很快取得成效,并且不断拓展。

2007 年,浙江省立同德医院等 3 家中医医院被列入国家重点中医院建设单位。2008 年,浙江中医药大学附属第三医院与原浙江省邮电职工医院合并重组,2009 年增挂浙江省中山医院院名。2011 年,杭州市成功创建全国首批地市级中医药工作先进单位。2012 年,浙江省政府与各市县政府签订的医改责任书中要求办好县级中医院,浙江省卫生厅在卫生强市考核指标中把各市卫生局是否设置中医药管理部门作为一票否决指标,浙江省发改委积极推动县级中医院标准化建设。2013 年全市 13 个区、县(市)实现了中医药工作先进单位创建的满堂红。2013 年,全国启动基层中医药服务能力提升工程,浙江省创新提出"中医基层化,基层中医化"的要求,积极实施并组织督查评估,以查促建。2014 年,浙江实现了 92.75% 的社区服务中心、80% 的乡镇卫生院、66.48% 的社区卫生服务站和村卫生室能提供中医药服务的目标要求。

目前,浙江全省共有公立中医医院(含中医综合医院、中医专科医院和中西医结合医院,下同)94 家,87% 的公立中医医院达到二级以上水平,含三级医院 34 家,公立中医医院的服务总量位列全国前 3 位。基层中医药服务可及性明显增强。全省有 55 个县级中医医院牵头成立了医共体,建成标准化中医馆 1277 家,建有中医馆的基层医疗卫生机构占比达 92.07%,基层中医药服务量占全省基层总服务量的三分之一左右。社会办中医发展迅速,全省拥有民营中医医院 109 家、中医类门诊部 389 家、中医类诊所 2339 家。其中杭州市数量位居全省前列,2017 年成为全国社会办中医试点城市。

在 2020 年新冠肺炎疫情防控阻击战中,中医药服务体系的作用得到了充分体现。浙江省坚持中西医结合,中西药并用,发挥中医药特色优势,中医药在预防与救治中积极深度介入,关口前移、全程参与。实施中医师进定点隔离病房一线救治制度,全省共计 90 名中医师进集中定点收治医院隔离病房,省、市专家组开展中医会诊达 2574 次,实现中医一线参与救治全覆盖。全省中医系统共有 276 人奔赴武汉参与抗疫,中西联合诊治,贡献浙江智慧。同时,中医药成为浙江援外医疗的特色。浙江省援意医疗队带去的物资中有 68600 帖中药方剂和 1 万包中药配方颗粒。浙江省中医药学会先后向意大利华侨华人团体捐赠 1 万多份预防性抗疫中药。

### (二)名院、名科和创新基地建设成果显著

名院、名科和创新基地是中医药服务能力和水平的重要标志。浙江省对"中医药攀登工程"的各项重点项目都提出了具体要求,并一一得到了落实。

名院建设项目提出,要争取创建 1 个国家级中医临床研究基地的目标。国家中医临床研究基地建设项目是中华人民共和国成立以来,在中医药领域国家财政投入最大、重视程度最高、行业内

外关注度最高的一项基础性建设项目。为了实现这一目标,2007年,浙江省卫生厅就浙江中医药大学附属浙江省中医院争取国家级中医临床研究基地的情况,专门向省委做了汇报,得到习近平同志的亲笔批示,要求省政府和卫生厅全力支持,积极争取。浙江省主要领导赴京向国家发改委和国家中医药管理局汇报全省中医药工作情况,省政府成立了由分管省长为组长,省教育厅、省科技厅、省人事厅、省卫生厅、省食品药品监管局、省中医药管理局等相关厅局领导参与的省创建国家级中医临床研究基地领导小组,制订了《浙江省国家级中医临床研究基地建设方案》。经过多方努力,浙江省中医院成功被国家发改委和国家中医药管理局确定为国家中医临床研究基地。

名科建设项目提出,要争取1~2个中医药重点学科列入国家级中医药重点学科计划。2007年10月,浙江中医药大学中医临床基础学科被教育部批准为国家重点学科,这是浙江省省属高校申报国家重点学科实现零的突破。2007年,22个中医药重点专科被国家中医药管理局确定为"十一五"重点专科建设项目。2012年,12个学科被国家中医药管理局确定为"十二五"重点学科建设单位。

创新基地建设项目提出,要重点建设好25个能够应用先进科学技术、达到国内先进水平的中医药重点实验室,争取3~5个中医药重点实验室列入国家级中医药重点实验室计划。2006年,许多方面的工作就得到了落实。根据2005年出台的《浙江省中医药重点实验室建设管理暂行办法》,经过评审,2006年共确定25个重点实验室列入第一批建设计划,并给予重点资助。2007年,浙江省组织申报国家级中医药重点实验室,有6个成功获得认定,超额完成目标要求。

此后,各项基地平台建设不断推进,取得喜人成绩。截至 2020 年底,浙江全省已建有国家中医药临床研究基地 2 个,省中医院、省新华医院、省中山医院、宁波市中医院列入国家中医药传承创新工程建设单位;有全国中医药重点学科和重点研究室 62 个;有省中医药重点实验室 33 个、省中医药重点学科 251 个、省重大疾病中医药防治中心 13 家。浙江建立了省、市、县三级中医药适宜技术推广网络,每个县均建立省级中医药适宜技术推广基地,共有 52 个国家中医药适宜技术推广基地。

**(三)信息化和智能应用创新发展**

信息化、智能化是建设现代化中医服务体系的关键。习近平同志在浙江工作期间,提出了建设"数字浙江"的战略。为贯彻中共浙江省委第十一次代表大会的精神,2003 年 9 月,浙江省政府正式发布了《数字浙江建设规划纲要(2003—2007 年)》。这是一项全面推进浙江省国民经济和社会信息化、实现信息化带动工业化的基础工程。浙江全省公共卫生体系信息化由此启动。至 2007 年,浙江县级以上医疗机构使用医院管理信息系统基本普及,全省县(市、区)农村合作医疗信息系统基本建成。

历史悠久的中医药插上了"数字"的翅膀,呈现出焕然一新的面貌。浙江省作为中医药信息化建设起步较早的省份之一,早在 2002 年就成立了浙江省中医药信息监测中心。在"数字浙江"的建设中,持续推进中医药信息化进程,以信息化带动中医药现代化,建立适合中医药事业发展的医疗、教育、科研信息系统。进行全省中医医院远程医疗网络建设,打造"数字化中医院"。通过整合省中医药数据监测中心、省卫生信息中心的资源,成立了浙江省中医药数据中心,在基层医疗卫生机构开展中医馆健康信息平台建设,1368家中医馆纳入健康信息平台,已上传 4482661 份中医诊疗病历。

近年来,浙江的智能创新不断发展。2016 年,浙江省立同德医院发起成立浙江省互联网医院(筹)获浙江省卫生计生委发文同意,开启对新型智慧健康医疗服务平台的探索。2017 年 10 月,嘉兴市卫生计生委发布了包含中医辨证论治服务平台、中医药知识库和中医临床业务监管系统的嘉兴"中医云"。2017 年 11 月,全国首家互联网国医馆——乌镇互联网国医馆正式成立了,该馆以"中医药＋互联网＋人工智能"为创新主题,开发了"悬壶台中医智能诊疗系统",目前已接入 320 多家中医馆,覆盖全省 11 个设区市,服务 60 多万基层百姓。

2018 年 4 月,浙江省卫健委推出医疗领域的"最多跑一次"改革,全省各级各类中医院积极响应,通过全环节的信息化服务,实现挂号、缴费、取药、取单、检查检验等环节的全程移动智能就诊服务。深入推进"最多跑一次"行动,极大地提升了全省中医院医疗服务效率和患者的获得感。积极探索中医药支付方式改革,在全省二级以上中医医院开展基于 DRGs 医保支付方式改革,二级及以下医保定点医疗机构开展基层中医门诊常见病按病种支付,70％以上的县域推广应用"八病九方"按病种支付。浙江所有县级以上医院开展中药代煎和配送到家服务,得到了群众的广泛好评。

从"数字浙江"到"最多跑一次",浙江的政府治理数字化水平、场景应用数字化水平走在全国前列。中医药服务与互联网相融合,是未来的大趋势。浙江在中医药领域的先行先试改革,体现了"勇立潮头"的创新精神。

◆◆ **案例 5-1**

## 浙江省中医药攀登工程实施方案

为进一步继承和发展中医药特色和优势,促进我省中医药事业的全面、协调、可持续发展,更好地为人民健康服务,根据《浙江省卫生强省建设与"十一五"卫生发展规划纲要》,现就推进中医药攀登工程建设,提出如下实施方案。

一、指导思想

实施中医药攀登工程的指导思想是:坚持中西医并重方针,进一步贯彻落实《中华人民共和国中医药条例》和《浙江省发展中医条例》,按照政府主导、社会参与、合理布局、突出重点、省地共建的原则,全面实施中医药现代化发展战略,充分发挥中医药资源优势,扶持传统中医药,开展中西医结合,进一步提升中医药的综合实力和服务能力,努力实现我省由中医药大省向中医药强省的转变。

二、总体目标

力争通过五年建设,初步建立起与我省基本实现全面小康社会相适应的、较好满足人民群众健康需求的现代中医药服务体系;中医药服务领域不断拓展,服务能力和可及性明显提高,中医药资源配置优化合理;中医药行业管理规范有力,中医药继承与创新成效显著,中医药事业发展的基础条件较大改善,全省中医药综合实力位居全国前列。

三、主要任务

"十一五"期间,推进中医药攀登工程建设的主要任务是:

(一)全面加强中医药服务能力建设。优化中医药资源配置,继续办好现有公立中医医疗机构,规范有序引导社会力量参与中医药发展,加强基础设施建设。进一步深化改革,创新中医药管理体制和运行机制,探索促进中医药事业持续健康发展的有效途径和模式。

(二)充分显现中医药特色与优势。以提高中医药临床疗效为核心,坚持发挥特色和优势,加强中医药临床标准化研究,丰富诊疗手段,完善诊疗规范,重视中西医结合工作,拓展中医药综合服务功能。

(三)持续提升中医药科技创新能力。加强中医药基础理论研究和应用技术创新,整合力量,形成多部门、跨学科研究合力,加快中医药科技创新和成果转化,提升中医药科技竞争力和中药现代化水平。

(四)积极推进中医药全面参与城乡社区卫生服务。利用城乡社区卫生服务的综合平台,充分发挥中医药"简、验、便、廉"的优势,推广和应用中医药适宜技术,提高中医药解决群众基本医疗卫生问题的能力和水平。

(五)努力优化中医药人才结构。积极落实各项促进中医药人才培养的政策措施,建立和完善数量与质量并重、学历教育与继续教育并举的中医药人才培养体系。创新中医药人才培养途径和模式,努力营造有利于高层次中医药人才脱颖而出的政策环境,加快培养和造就一支知识结构合理、综合素质优良、能够满足群众多层次需求的中医药人员队伍。

(下略)

案例来源:《关于印发浙江省中医药攀登工程实施方案的通知》(浙卫发〔2006〕260号)

**案例简析** >>>

浙江省中医药学有深厚历史底蕴,有良好的发展潜力,"中医药攀登工程"是实现浙江从中医药大省向中医药强省跃升的重要举措。该工程的各项任务建立在扎实的调查研究基础上,针对性开出药方。例如,为了解决浙江省欠发达地区中医医院生存和发展困难的问题,实地调研了丽水等地中医药工作和中医医院发展现状,并分析了 21 家欠发达地区中医医院的经济运行状况,提出政策建议,在"中医药攀登工程项目"中予以扶持。

2007 年 3 月起,习近平同志调任上海市委书记。在他任浙江省委书记期间制定的"中医药攀登工程"继续得到有力的施行。2008 年 10 月,浙江省政府召开了全省中医药工作会议,制定下发了《浙江省人民政府关于进一步促进浙江省中医药事业发展的意见》。按照工程进度安排,2010 年是评估考核阶段。2011 年,浙江省人大制订了《关于听取和审议省政府促进中医药事业发展情况报告的工作方案》,时任副省长郑继伟向省人大作了《关于促进中医药事业发展情况的报告》,肯定了浙江省的不少工作继续走在全国前列。这充分展现了浙江"中医药攀登工程"的成效。

# 第二节　中医药人才培养与科技创新

浙江省中医药学源远流长,历代名医辈出,学术成就突出,在中医药学发展史上具有重要地位。现代中医药事业的发展需要培养高素质人才,创造高水平成果,为此浙江省"中医药攀登工程"提出了"持续提升中医药科技创新能力"和"努力优化中医药人才结构"这两项任务,布置了"重点研究项目"和"中医药人才素质提升项目"。发展至今,浙江中医药科技创新与人才培养成绩显著。

## 一、人才队伍素质不断提升，多层次培养格局形成

习近平同志十分关心中医人才队伍的建设。为发展浙江省的中医药教育，2003 年他视察了浙江中医学院，2006 年又亲自推动浙江中医学院升格为浙江中医药大学。2007 年在浙江省全国首家省名中医研究院成立，习近平同志亲自致信祝贺，提出"努力传承创新发展中医药学，大力培养中医药人才"的殷切期望。

### （一）中医院校教育不断改革创新

浙江省有浙江中医药大学、浙江大学、温州医科大学、浙江农林大学等高等院校培养本科以上层次的中医药人才。其中，浙江中医药大学（原浙江中医学院）是培养中医药人才的主力军。2000年，该校在省委省政府的关心与支持下，实现了移址建校，整体搬迁到杭州滨江高教园区办学，为提升教学、科研水平创造了更好的环境。

习近平同志在浙江工作期间，对浙江的中医药教育事业十分关心。2003 年 9 月 12 日，习近平同志赴浙江中医学院新校区考察，听取学校的工作汇报，并参观了学院食堂和扩建工地。他对浙江中医学院近几年取得的成绩给予了充分肯定，并指出省委省政府一直坚持不懈地抓教育，不仅体现在认识上，还落实在具体措施上。习近平同志强调，今后教育工作只能加强不能削弱，要把"教育强省"坚定不移地抓下去。

在习近平同志的亲自关心下，浙江中医学院各项事业不断取得进步。学校放开手脚扩大办学规模，从以前只有 3 个系扩展到医、管、理、工、文五大类 8 个系 13 个专业，成为全国中医院校中本科专业最多的学校。2006 年，该校获教育部批复，更名为浙江中医药大学，开启了浙江中医药教育事业发展的新篇章。同年，浙

江中医药大学范永升教授领衔的"金匮要略"课程被评为 2006 年度国家精品课程；人社部、全国博士后管委会批准浙江中医药大学设立药学一级学科博士后科研流动站，这是该校继中医学之后的又一个一级学科博士后科研流动站。浙江中医药大学遵循"读经典、跟名师、做临床、启悟性"这一中医人才成长规律，不断强化中医特色，积极探索院校教育与师承教育相结合的"见习医生制(Clerkship)"等教学新模式，努力使学生实现早临床、多临床、反复临床的目标。

2009 年，浙江中医药大学建校 50 周年校庆之际，时任国家副主席习近平发来贺信，勉励学校认真实施科教兴国战略和人才强国战略，全面提高办学水平，努力为建设中国特色社会主义伟大事业培养更多德才兼备的高素质人才。

习近平同志的关心，成为浙江中医药大学更加努力办好中医高等教育的强大动力。学校人才培养质量不断提高，先后两次获教育部本科教学工作水平评估"优秀"等级。2012 年起，浙江中医药大学中医毕业生在执业中医师资格考试中综合笔试通过率多次排名全国中医院校第一。2013 年，该校成立以培养中医特色人才为目标的"何任班"，在课程设置中加大中医经典和国学人文的比例。2015 年，浙江中医药大学代表队在全国《黄帝内经》知识大赛总决赛中夺得全国总冠军。2017 年，学校通过教育部本科教学工作审核评估。2020 年，学校新设中医学专业"国医丹溪"直博实验班，致力于培养具有创新精神、创新能力和领导能力的未来杰出中医人才。

◆◆ **案例 5-2**

## 浙江中医药大学 2012 年执业中医师资格考试中
## 综合笔试通过率排名全国中医院校第一

　　4 月 9 日,据国家中医药管理局中医师资格认证中心传来的《2012 年中医类别医师资格综合笔试院校学科成绩分析报告》,浙江中医药大学毕业生综合笔试通过率为 89%,在全国 23 所全日制中医药院校中排名第一,较上一年度排名第二,又前进了一步。

　　分析报告从总成绩和通过率、学科平均成绩、学科平均掌握程度、以认知层次划分的平均成绩、不同认知层次的平均掌握程度等五个方面对浙江中医药大学 2011 年毕业并参加 2012 年医师资格考试医学综合笔试的普通高等教育本科全日制类考生作了描述性统计及比较分析,分析结果对浙江中医药大学中医专业建设和教育教学改革具有积极的指导意义。

案例来源:浙江中医药大学学报,2013(5).

**案例简析** 〉〉〉

　　中医师资格考试是评价申请中医师资格者是否具备执业所必需的专业知识和技能的考试,取得中医师资格后,才能经注册在医疗、预防、保健机构中从事相应的医疗、预防、保健业务,否则不得行医。医师资格考试通过率是检验医学院校教学质量的直接指标之一。浙江中医药大学始终坚持本科人才培养的中心地位,聚焦中医学人才岗位胜任力培养,多措并举推进人才培养质量持续提升。2018—2020 年,该校中医师资格考试通过率又连续三年排名全国 54 所举办中医学类专业院校第一。浙江中医药人才培养质量不断提升,稳居全国前列。

### (二)成立名中医研究院,实施"杏林工程"

为更好地凝聚浙江全省名中医力量开展中医药传承与创新工作,2005 年,葛琳仪、肖鲁伟、王坤根、陈意等知名中医药专家向浙江省卫生厅提出成立"浙江省名中医研究院"的申请。在时任省委书记习近平的亲自关心下,2007 年 2 月 13 日,浙江在全国率先成立了省名中医研究院,习近平同志在名中医研究院成立大会上发来贺信,他指出:"名中医是我省中医药事业传承和发展的骨干。名中医研究院的成立,为广大名中医施展才干搭建了很好的平台。希望全省广大名中医秉承'大医精诚'的美德,积极加强学术交流研究,认真挖掘整理学术经验,努力传承创新发展中医药学,大力培养中医药人才,为建设卫生强省和中医药大省做出新贡献!"①

浙江省名中医研究院的成立,标志着浙江中医药人才培养开创了新模式。浙江省名中医研究院严格按照习近平同志的要求,充分发挥中医药传承创新平台和专家学术园地的作用,在培养中医药人才、总结名老中医学术经验、繁荣发展中医药学术等方面做出了重要的贡献。浙江省名中医研究院的建设以"名中医工作室"为载体,将工作室定位为"中医药学术的传承基地,服务病人的临床阵地,中医人才的培养摇篮"。截至 2021 年底,已建成 60 个全国名老中医药专家传承工作室、4 个全国中医学术流派传承工作室和 41 个全国基层名老中医药专家传承工作室,设立省级工作室169 个,形成了独具特色的"浙江模式"。在实践中,浙江省名中医研究院又将名老中医学术继承从最初一对一的"师徒结对",逐渐

---

① 栗征,章关春,吴嘉嘉.浙江省举办名中医研究院成立十周年纪念活动暨《中医药与健康》小学教材首发仪式,王国强出席并强调践行总书记发展中医药新思想[N].中国中医药报,2017-04-10(2).

发展为"群师带群徒"的方式,促使学员博采众长;在临床上,开展"师生共临床"诊疗模式,为患者提供优质服务。此外,在建成工作室的基础上,浙江省名中医研究院还积极向基层辐射,建立基层工作站,带动基层医疗机构中医药服务能力的提升,扩大群众受益面。例如,嵊州、宁波等设有国医大师葛琳仪工作站,丽水、绍兴、温州、湖州、金华、嘉兴等设有全国名中医范永升工作站,永康、桐庐等设有全国名中医王坤根工作站,慈溪设有全国名中医王永均工作站。浙江省名中医研究院对各级工作室(站)的学术传承、临床实践和综合能力培养等都制定了具体的任务与要求,并定期考核验收,取得了丰硕的成果。

此外,浙江还通过实施省中医药传承与创新"十百千"人才工程(以下简称"杏林工程")、省级基层名中医培养项目,健全和创新中医药学历教育、毕业后教育和继续教育的制度与模式,加强中医师转岗培训工作,规范传统医学师承和确有专长人员考核及中医医术确有专长人员医师资格考核等多种方式,以加快形成梯队衔接、结构合理、数量充沛的中医药人才队伍。其中"杏林工程"是根据国务院《中医药发展战略规划纲要(2016—2030年)》、国家中医药管理局《中医药传承与创新"百千万"人才工程(岐黄工程)实施方案》、浙江省委组织部等9部门联合印发的《浙江省高层次人才特殊支持计划》等重要文件精神,于2017年开始实施的重要人才项目。"杏林工程"拟用10年左右时间,"评、引、育"相结合,在全省有重点地遴选支持中医药领域的50名杰出人才、100名领军人才和1000名拔尖人才,支持一批具有深厚中医药理论基础和学术经验、较高的中医药传承创新能力、掌握现代科学研究方法的中医药高层次人才,为振兴发展我省中医药事业提供坚实的人才保障。

通过上述举措,目前浙江中医药人才培养体系已渐趋完善,高层次人才队伍建设取得标志性成果。2007年,李大鹏研究员当选中国工程院院士,成为我国中药制药学界第一位院士;2009年和2017年和2022年,何任、葛琳仪、王永钧先后当选为第一届、第三届和第四届国医大师。此外还有全国名中医6名、"973"首席科学家1名、中医药岐黄学者5名、全国中医药教学名师2名、全国老中医药专家学术经验继承工作指导老师96名、省特级专家1名、省国医名师31名、省级名中医196名、省中青年临床名中医31名,省基层名中医135名。建有全国名老中医药专家传承工作室60个、全国基层名老中医药专家传承工作室41个、全国中医学术流派传承工作室4个、省名老中医药专家传承工作室169个。

◆◆ **案例 5-3**

### 创新思路,整合资源,进一步强化中医药特色优势

整合全省名中医资源,浙江省在全国成立了首家省名中医研究院,构建起中医药学术传承研究网络。名中医研究院以浙江省历代名医和中医流派为学术基础,以省级名中医为骨干,吸纳全国中医药大家,它兼具科技创新平台、传承研究基地和学术交流园地三大属性,以促进中医学术经验传承和临证实践、培养中青年名中医和繁荣中医药学术为主要任务。名中医研究院共投入300多万元,建立了11间名中医工作用房,购置了800余册中医名家丛书、22部中医古籍经典、4套教学光盘及录音笔、摄像机、脉象仪等工作设备;确定组织结构及人员,建立名中医研究院全省联络机制,在11个地市分别设立了联络员;制定了《浙江省名中医研究院章

程》《浙江省名中医研究院专家学术委员会章程》《浙江省名中医研究院办公室工作制度》《浙江省名中医研究院名医诊室工作制度》；邀请数十位中医学教育家、国家级名中医为广大中医药工作者以"名医论坛"、学术讲座等形式讲授他们的学术理念及多年的临床诊治心得；选派研究员到各市为基层中医药工作者授课，促进及繁荣学术交流，扩大浙江省名中医学术流派的辐射作用；编辑了 2 期《浙江省名中医研究院院报》。

案例来源：中国中医药年鉴(行政卷)[M].北京：中国中医药出版社,2008.

**案例简析** 〉〉〉

在浙江省中医药事业的发展过程中,习近平总书记给予了高度重视和悉心关怀。2007 年 2 月 13 日,浙江省在全国率先成立了省名中医研究院,时任省委书记习近平发来贺信,对名中医研究院的建设做出重要指示。十余年来,浙江省名中医研究院在培养中医药人才、总结传承名老中医学术经验、创新发展中医药事业、提高中医药在保障人类健康服务能力等方面取得了丰硕的成果,为浙江中医药事业振兴发展做出了积极的贡献。

**二、加快中医药科技创新,助推健康浙江建设**

科技创新是中医药发展的决定性因素,是中医药发展的生命力、活力与动力,是实现中医药现代化的关键因素。"中医药攀登工程"把"持续提升中医药科技创新能力"列为专项任务,提出要加强中医药基础理论研究和应用技术创新,整合力量,形成多部门、跨学科研究合力,加快中医药科技创新和成果转化,提升中医药科技竞争力和中药现代化水平。发展至今,浙江省在中医药科技创新方面做了大量卓有成效的工作,有力助推了"健康浙江"建设。

### （一）中医药科技创新与成果转化

"中医药攀登工程"实施以来，浙江省中医药科技成果累累。2006年，浙江中医药大学李大鹏研究员领衔的"超临界二氧化碳萃取中药有效成分产业化应用"科研成果获得当年度国家技术发明奖二等奖，这是中药技术成果首次获得国家技术发明奖励。此后，浙江省中医药连续取得多项国家级科技创新成果。2011年，范永升教授领衔的"从毒瘀虚论治系统性红斑狼疮的增效减毒方案构建与应用"获国家科技进步二等奖。2016年，王永钧教授与陈香美院士联合申报的以"风湿致肾病"理论为核心中医基础的"IgA肾病中西医结合诊治规律与诊疗关键技术的创研及应用"获得国家科技进步一等奖。"十二五"以来，中医药领域获浙江省科学技术奖励120项，其中一等奖9项，二等奖34项。

在科研成果转化方面，李大鹏研究员团队研发的我国具有自主知识产权的抗癌中药康莱特注射液取得突出进展。自1997年获得国家新药证书以来，该药先后在美国、日本、欧盟等11个国家和地区申请了发明专利，获得了俄罗斯等国家颁发的药品注册证书，成功上市销售。2015年又获美国FDA认可通过，进入三期临床，成为第一个在美国本土进入三期临床的中药注射剂产品。

为进一步提高浙江省中医药科技成果转化率，《浙江省中医药发展"十四五"规划》特别指出，要聚焦中医药产业链重点，遴选并组织实施一批示范带动性强的中医药产业链协同创新转化项目，建设中医药科技成果转化基地，培育壮大中医药科技市场，加快中医药技术开发和科技成果转化。2020年，浙江中医药大学牵头的中医"治未病"智慧健康浙江省工程研究中心获浙江省发改委认定，这是促进科研成果向现实生产力转化的重要平台。2021年3

月,浙江中医药大学联合浙江省药学会、中医药学会、中医药大健康联合体等社会团体及企业共同组建成立了浙江中医药科技成果转化中心,将通过整合高校与学术团体的人才、科技、成果等资源,发挥企业的资金、市场、运营等优势,打通中医药科技成果转化的"最后一公里"。

### (二)加强中医药科技及中西医协同科研攻关

为了加强科技创新能力,浙江省实施"中医药科技计划"。2007 年,制定了《浙江省中医药科技计划项目管理办法》,设立中医药临床研究重大专项、中医优势病种诊疗规范研究专项等,此后又陆续增设中医药现代化专项、重大疾病中医药防治专项、中医药配方颗粒专项等,加强中医基础理论、诊疗技术和中药理论研究,推进重大疑难疾病、传染病防治的联合攻关和对常见病、多发病、慢性病的中医药防治研究。自 2017 年开始新增中医药重大疾病攻关专项,每年投入资金达 1000 万元。

重大疑难危重疾病治疗周期长、花费大,严重危害人类健康,给国家、社会、家庭带来了沉重负担,不管是西医还是中医,靠单打独斗或"局部战争"很难取得令人满意的效果。组织中西医专家联合攻关,将有利于中、西医学突破各自的局限与短板,在互助融合中发挥更大效能,也将加快中医药现代化进程、促进中医药可持续发展。浙江省一直重视中西医协同,目前有国家重大疑难疾病中西医临床协作攻关项目 3 个。在新冠肺炎疫情防控期间,浙江省积极组织开展中医药防治新冠肺炎的科研攻关。由浙江省中医院、浙江省立同德医院分别牵头承担的"中西医防治新冠病毒肺炎的临床研究""中医药治疗新型冠状病毒肺炎的临床研究"被立项为浙江省重点研发计划应急攻关项目。这一时期,浙江省对中药制剂实行容缺备案制,共有 34 个中药制剂获批,从而有力保障了中医药深度介入新冠肺炎诊疗的全过程。

2021 年 5 月 12 日,正在河南省南阳市考察的习近平总书记先后来到医圣祠和南阳药益宝艾草制品有限公司,了解中医药发展和艾草制品产业发展情况。习近平总书记强调:"过去,中华民族几千年都是靠中医药治病救人。特别是经过抗击新冠肺炎疫情、非典等重大传染病之后,我们对中医药的作用有了更深的认识。我们要发展中医药,注重用现代科学解读中医药学原理,走中西医结合的道路。"①习近平总书记的重要讲话为进一步做好中医药科技创新和中西医协同攻关指明了方向。

## 第三节　中医药产业发展与文化传播

国务院印发的《中医药发展战略规划纲要(2016—2030 年)》指出,中医药是我国独特的卫生资源、潜力巨大的经济资源、具有原创优势的科技资源、优秀的文化资源和重要的生态资源,肯定了中医药在具有经济、文化等方面的多重价值。

浙江省对中医药产业与文化建设早已有顶层设计与战略部署。2005 年 7 月,习近平同志主持召开中共浙江省委十一届八次全体(扩大)会议,研究浙江的文化发展问题,全会做出了《中共浙江省委关于加快建设文化大省的决定》。这是习近平同志在浙江工作期间最重要的一项文化决策,在浙江文化建设历史上具有战略意义和深远影响。《中共浙江省委关于加快建设文化大省的决定》明确提出要实施"中医药攀登工程"、发挥中医药资源优势。

---

① 习近平在河南南阳考察调研[N].中国中医药报,2021-05-17(1).

"文化大省"战略和"中医药攀登工程"的实施,使浙江省中医药产业发展与文化传播均走在全国前列。

## 一、浙江省中医药产业发展

浙江省中医药产业和地区的经济、社会各个方面高度融合,是浙江健康产业中的重要组成部分。中药传统产业有着丰富的资源优势,中药药品与健康食品研发前景广阔;现代中医药服务与旅游、养老等产业融合发展,在健康养老、健康管理、健康旅游等方面逐渐形成规模。

### (一)打造"浙产好药"

2003年4月24日和2005年3月22日,时任浙江省委书记习近平两次来到杭州市淳安县下姜村实地考察,担当了该村脱贫致富的引路人。在他的关怀下,省里派中药种植专家,指导在村里低坑坞种植中药材黄栀子,使每户农民每年增收4000多元。中医药的经济资源优势得到了生动的体现。

党的十八大以来,浙江省加快推进了中医药现代化、产业化,提出了打造"浙产好药"的目标。除在各类政策文件和规划中作出总体安排以外,省政府有关部门还先后出台《关于加快推进中药产业传承发展的指导意见》《浙江省中药材保护和发展规划(2015—2020年)》《浙江省药品生产安全监管三年行动计划》等专项文件,推动相关工作的开展。

浙江省中药产业发展坚持中医药基础理论引领和现代化发展方向,建立了以省级中药科研机构为核心,以中药企业为主体,以高等院校和中药创新平台为支撑的多学科、多领域、多层次的协同创新机制。浙江省加强中药研发、种植、生产、流通关键核心技术攻关,开展中药材道地性、资源保护与供给、规范化种植研究,从源头上提高中药材质量,推动了中医药产业高质量发展,开展了中药商业"互联网＋"模式创新研究,构建中药现代化物流体系,依托中药高新技术产业基地或园区、药都或药谷,集聚高能级要素,引导产业集群创新,使中药产业从小型产业成长为战略性产业。

浙江省在打造"浙产好药"方面成绩显著,主要体现在以下几个方面:

一是加强了"浙产好药"的调查与研发。浙江省启动了第四次全国中药资源普查和种质资源保护,对全省 39 个县(市、区)进行中药资源摸底调查,比第三次普查数据多 319 种,目前共发现中药资源 2704 种。加快珍稀濒危中药材种植养殖基地、中药材良种繁育基地的建设,推进了中药材新品种选育和技术创新,强化浙产道地药材评价技术研究,推动重大新药创制。浙江康德药业自主研发申报生产的丹龙口服液成功获批全国首个上市许可持有人的新药。

二是推进中药材产业集聚发展。浙江省政府把中药材列入十大历史经典产业,推进中药材种植标准化、优质化、品牌化发展,打造一批"道地药园"。浙江省基本形成了以"浙八味"为主的传统道地药材和"新浙八味"特色药材两大优势产业区。"桐乡杭白菊""瑞安温郁金""天台乌药"等一批产品获得国家原产地保护。

三是积极推进了以浙产特色中药材为主要原料的保健食品、健康饮品、化妆品、特殊医学用途配方食品的开发和生产,做大做强了铁皮石斛类、灵芝类、蜂产品类、珍珠粉类、保健酒类等区域特色优势产业,鼓励海洋动物、海洋植物等资源保健产品开发和生产,形成了一批市场竞争力强、保健功能佳、具有浙江特色的知名品牌和拳头产品。

四是加强品牌宣传。2019 年,浙江省中医药学会与相关医药行业组织开展"浙产名药"中成药评选和饮片评选,召开了"浙产名药"助力乡村振兴发展大会。浙江省开展了两届"浙江十大药膳"评选活动,培育了浙江药膳市场。

截至 2021 年 8 月,全省中药材种植面积 83.1 万亩(生产调查),总产量为 25.9 万吨,总产值 67.4 亿元。据杭州海关数据,全年中药材出口 2.7 亿元人民币。2020 年全省中药工业企业主营业务收入 210.8 亿元,其中中成药 179.25 亿元,中药饮片 31.55 亿元。

**(二)健康产业丰富发展**

2016 年 8 月,习近平总书记在全国卫生与健康大会上强调,要努力实现中医药健康养生文化的创造性转化、创新性发展,大大促进了健康产业的发展。长期以来,浙江省的健康产业发展一直都走在全国前列。

自"十二五"后期开始,杭州、温州等地整合中医养生、医疗、康复、文化、中药材等资源,在城市打造中医药一条街,在农村打造中医药特色小镇。如杭州市扶持发展了广兴堂国医馆、西湖国医馆、清河坊中医特色一条街等具有浓厚中医文化氛围的单位和街区,恢复繁荣了胡庆余堂、方回春堂、万承志堂等国字号的百年老店。目前已有杭州市拱墅区、上城区、温州市南塘等 4 条中医药一条街。

金华磐安县"江南药镇"成为浙江省首批省级特色小镇,已投入 30 亿元打造成集中药材种植、贸易、养生、休闲、旅游于一体的中医药小镇;宁波慈溪市鸣鹤"国医小镇"建设用地规划 1.37 万亩,计划投入 200 亿元,将其打造成为第二个特色浓厚的浙江"新乌镇"。"江南药镇,当归兰溪"工程全面展开。磐安县"江南药镇"成为首批省级特色小镇。"临岐药镇"以其道地药材享誉全国。湖州、金华、丽水、衢州等地将中医药与文化、旅游、养生、养老深度融合。

浙江省开拓了含中医药体验、中医药博览、体质辨识与旅游于一体的中医药健康旅游服务,已建成了 4 个国家中医药健康旅游示范基地,82 个浙江省中医药健康文化养生旅游示范基地。其中,衢州衢江区确定为世界针灸康养大会永久性会址地。

## 二、中医药文化传播

2019 年 10 月 20 日,《中共中央 国务院关于促进中医药传承创新发展的意见》指出,传承创新发展中医药对弘扬中华优秀传统文化、增强民族自信和文化自信,促进文明互鉴和民心相通、推动构建人类命运共同体具有重要意义。从文化大省、卫生强省开始建设至今,浙江省致力于打造及传播有"浙派"特色的中医药文化,成果显著。

### (一)打造"浙派中医"文化品牌

浙江中医药传承悠久,发展活跃。为了形成整体文化品牌,在对历史上十大流派进行深入研究的基础上,浙江中医药学会组织专家,经过反复论证确定了"浙派中医"作为浙江中医学术流派的统一称呼。2017—2018 年,浙江中医药学会先后组织了"浙派中医巡讲""浙派中医下基层"等活动,打响了"浙派中医"文化品牌。

浙江中医药学术界积极开展浙派中医研究。浙江中医药大学成立了浙派中医研究院,系统研究历代浙江中医流派学术理论,整理历代医家医案,推广其学术思想、技术方法和诊疗经验。浙江省中医药研究院组织专家梳理浙江中医药发展源流与脉络,整理医学文献古籍,出版《浙派中医丛书》,建立相关文献数据库和知识库。浙江省还将加强国家级、省级名中医工作室建设,遴选"浙医名方"、筛选"浙医名术"、形成"百医百方",并推广应用,开展继承"浙派中医"传统中药鉴别、炮制、加工等技术和经验,挖掘整理"浙派中医"民间特色诊疗技术和方药等工作。

**(二)普及宣传中医药文化**

党的十八大以来,浙江省连年开展"中医中药中国行"活动。浙江省中医药学会在全省各地举办中医药健康文化知识普及活动353场,受益达 19 万余人次。丽水缙云县"南方黄帝养生文化"系列活动、金华兰溪市张山雷中医药文化节等已成为地方文化品牌。

2015 年 5 月,浙江省中医药管理局联合浙江省委党校开展了中医药进党校活动,中医药作为固定课程长期在省委党校设置。2017 年,在省教育厅、省财政厅支持下,浙江中医药大学牵头组织编写了《中医药与健康》小学教材,并于当年 9 月进入全省所有小学五年级课堂。浙江成为全国第一个将中医药教材纳入中小学地方课程的省份。每年约有 60 万小学生接受中医药文化知识教育。金华兰溪市中医院在中医药文化进校园工程中,总结出了一整套行之有效的方法。

浙江省还出台了《浙江省中医药健康文化推进行动计划(2019—2025 年)》,进一步加强中医药文物、古迹的保护利用,推进中医药进农村文化礼堂活动,开展中医药科普知识讲座、中医药健康服务体验等活动。

**(三)加强基地建设和非遗保护**

浙江省有为数众多的中医药文化建设单位,先后被认定为各级各类爱国主义教育基地、科学技术普及基地、养生文化旅游基地、中小学研学基地和中医药文化宣传教育基地等。其中,中医药类博物馆的建设在质量与数量上均居于全国前列。据不完全统计,浙江的国有及行业类中医药博物馆有 16 家,民营的有 23 家。其中浙江中医药博物馆、胡庆余堂中药博物馆均为国家二级博物馆。浙江成为唯一拥有 2 个中医药类国家二级博物馆的省份。

浙江省传统医药非物质文化遗产得到浙江各级单位和政府的重视,并采取了强有力的传承、保护、利用和传播等措施。浙江省目前拥有国家级传统医药非物质文化遗产 12 项,数量居全国第一位。

### (四)积极推动浙江中医药"走出去"

浙江省注重加强与"一带一路"沿线国家中医药交流与合作,已与以色列、罗马尼亚、白俄罗斯共建 3 个中医药中心,并列入 2019 年度国家中医药管理局中医药国际合作专项建设项目。浙江省中医药高等院校加强与国外院校合作,在泰国、葡萄牙、南非开设了中医孔子学院。不少海外留学生来浙江省接受中医药学历教育、非学历教育、短期培训和临床实习。

浙江省支持中医药机构全面参与全球中医药各领域合作与竞争,鼓励和扶持中医药企业、医疗机构到境外开办中医医院、连锁诊所和中医养生保健机构。如有关单位在罗马设立了何氏妇科工作站,在匈牙利、捷克等举办了"中医健康养生展"。注重建立完善中医药贸易促进体制,积极培育海外中医药服务市场,培育国际市场开拓能力强的中医药服务企业,打造全产业链服务的跨国公司和知名品牌。2019 年 11 月,"首届世界中医药互联网产业大会"在杭州国际博览中心召开,来自全球 27 个国家和地区的 3200 余位代表出席参加。新冠肺炎疫情发生后,浙江省迅速设立中医药服务云平台,开展欧洲、东欧、东盟等中医药专场服务,实现中医药服务贸易线上线下融合,为世界抗击新冠肺炎疫情做出了浙江贡献。

◆◆ **案例 5-4**

### 科技创新，潜心研究不懈付出结硕果

寿仙谷掌门人李明焱是中药育种栽培领域的科学家，国家科技创新创业"万人计划领军人才"、浙江省优秀科技工作者。在李明焱的带领下，寿仙谷成为浙江省第一批高新技术企业，并不断申报各项科技专项，推动科技创新与产业发展。

目前，寿仙谷在灵芝、铁皮石斛、西红花等名贵中药材行业的育种和科研领域独占鳌头，成功选育 7 个有自主知识产权的新品种。其中，灵芝新品种"仙芝 1 号"，其有效成分比日本红芝、韩国赤芝提高 30% 以上。作为国内首个有自主知识产权的灵芝新品种，"仙芝 1 号"被中国科学院微生物研究所菌物标本馆收藏。

寿仙谷运用航天育种和 DNA 工程技术等高科技育种手段，成功选育的铁皮石斛新品种"仙斛 2 号"，其有效成分多糖含量高达 58.7%，是《中国药典》标准的两倍，被誉为铁皮石斛中的"超级稻"。

寿仙谷公司成为中医药灵芝、中医药铁皮石斛 ISO 国际标准制定承担单位，国家灵芝、铁皮石斛标准制定承担单位，浙江省灵芝孢子粉/鲜铁皮石斛中药饮片泡制规范的领衔制订单位，浙江省地方标准《段木灵芝生产技术规程》《铁皮石斛生产技术规程》的主要制订者。为推动我国中医药产业良性发展、走向世界做出了自己的贡献。

正是科技创新这个法宝，推动了寿仙谷产业的发展，也为寿仙谷系列产品的"安全有效，稳定可控"提供了重要的支撑。

案例来源：浙江农业品牌故事［M］.北京：中国商务出版社，2018.

**案例简析** >>>

中医药标准化是中医药事业发展的一项基础性、战略性、全局性工作,对中医药事业发展的技术支撑和引领作用十分重要,越来越成为继承创新、促进繁荣的有效途径和展现特色优势的重要载体,同时为中医药走向世界搭建了广阔平台。

通过科技创新,寿仙谷药业重点打造了"中医中药基础科学研究→优良品种选育→仿野生有机栽培→传统养生秘方研究与开发→现代中药炮制与有效成分提取工艺研究→中药临床应用"等一整套完善的中药全产业链。寿仙谷第三代去壁灵芝孢子粉成为国家"一带一路"中医药海外合作首选产品,被确定为国家"慢病防治特供产品",也获得了第 46 届日内瓦国际发明展金奖。

◆◆ **案例 5-5**

## 浙江省传统医药非物质文化遗产现状

传统医药是各民族在历史上创造和应用的生命认知及医药技能所构成的知识体系,它是国务院公布的非物质文化遗产代表性项目医药类的统称。

浙江传统医药非物质文化遗产十分丰富,包括传统医药 8 大门类中的 7 类,活态中药文化、民族医药、针灸、正骨疗法、特色疗法、中药材及制剂、中药炮炙(制),分布于杭州、宁波、绍兴、温州、嘉兴、湖州、金华、衢州、台州、丽水、舟山 11 个地区,其中杭州和温州是传统医药非物质文化遗产存世量最多的地区。浙江传统医药非物质文化遗产存世早且量大,相关保护工作名列全国前茅。

其中有 9 项浙江传统医药已列入国家级非物质文化遗产代表性项目名录,它们分别是:胡庆余堂中药文化、畲族医药(痧症疗法)、朱养心传统膏方制作技艺、张氏中医骨伤疗法、章氏骨伤疗法、方回春堂传统膏方制作工艺、衢州杨继洲针灸、武义寿仙谷中药炮制技艺、董氏儿科。

案例来源:越医文化研究文集[M].杭州:浙江工商大学出版社,2018.

## 案例简析 >>>

非物质文化遗产作为国家文化的代表和象征,影响巨大,传统医药类非物质文化遗产代表性项目(简称"中医药非遗项目")的传承发展对于中医药事业发展至关重要,是让世界更好地认识、感知和了解中医药的重要名片。国家级中医药非遗传承人张伯礼院士等奋战在抗疫一线,为挽救许多患者生命贡献了力量。因此,中医药非物质文化遗产的保护与传承,意义重大。浙江省中医药非物质文化遗产工作走在全国前列,2020年又新增了3项国家级非物质文化遗产代表性项目,分别是朱丹溪中医药文化、桐君中药文化、绍派伤寒。

## ◆ 本章小结

中医药是中华民族的伟大创造,是中国古代科学的瑰宝,也是打开中华文明宝库的钥匙,为中华民族繁衍生息做出了巨大贡献,对世界文明进步产生了积极影响。浙江中医药历史悠久,成就突出,具有深厚的历史底蕴和良好的发展潜力。浙江省在长期发展基础上,在21世纪初提出了"中医药攀登工程,并且一张蓝图绘到底,持续推动中医事业进一步跃升。其主要经验包括:

1.坚持中西医并重,推动中医药快速发展。历届浙江省委省政府不断出台中医药扶持政策,将中医药事业发展纳入经济社会发展总体规划中,中医药服务体系逐步健全、综合改革持续推进、服务能力显著增强、人才建设不断强化、基层工作扎实有效、智能应用不断拓展、健康产业丰富发展、文化传播影响扩大。

2.坚持传承精华、守正创新。浙江省注重以提高中医药临床疗效为核心,发挥中医药特色和优势,重视中西医结合,加强科技创新,充分发挥中医药在"治未病"中的主导作用、在重大疾病治疗中的协同作用、在疾病康复中的核心作用。

3.注重发挥中医药全方位资源优势。浙江省通过不断激发和释放中医药作为独特的卫生资源、潜力巨大的经济资源、具有原创优势的科技资源、优秀的文化资源和重要的生态资源的潜力与活力,促使进一步形成融合性、整体性和系统性的中医药发展模式。

浙江中医药事业发展中的思想、路线和经验,在党的十八大以来政府的各项中医药政策中得到了肯定和深化,也成为新"攀登"的基石。2021年6月,浙江省公布《浙江省中医药发展"十四五"规划》,首次系统编制涵盖中医药事业和产业的整体发展规划。全省计划投资560亿元,发展涉及中医医疗服务、中医药产业、科研创新等的115个重大项目,实现"争创国家中医药综合改革示范区,努力打造中医药强省"的"十四五"建设总目标。

◆ **思考题**

1.习近平总书记指出,中医药学是中国古代科学的瑰宝,也是打开中华文明宝库的钥匙。请结合浙江中医药的实践,谈谈你对此的理解。

2.中医药传承发展与创新发展的关系如何?请结合国家和浙江的中医药政策与实践,谈谈你的看法。

3.发展中医药与浙江省"文化大省"战略有何关联?

4.浙江中医药"走出去",应采取哪些行之有效的措施?

◆◆ **拓展阅读**

1. 范永升.浙江中医学术流派[M].北京:中国中医药出版社,2009.

2. 朱德明.浙江医药通史(古代卷、近现代卷)[M].杭州:浙江人民出版社,2013.

3. 韩锴.成就辉煌的事业纪实[M].杭州:浙江人民出版社,2009.

4. 倪荣.浙江卫生信息蓝皮书[M].杭州:浙江人民出版社,2014.

爱国卫生运动,是基层卫生工作的一大法宝,是社会主义精神文明建设的重要内容,对推进公共卫生事业,提高人民健康水平,促进社会文明健康,都具有深远和现实的意义。在推进公共卫生建设中,我们仍然要积极利用全民爱国卫生运动这一重要载体,充分发扬爱国卫生的优良传统,坚持走有中国特色的公共卫生发展道路。

——2003 年时任浙江省委书记习近平视察小营巷社区的讲话①

# 第六章　深入开展爱国卫生运动　建设美好家园

## ◆◆ 本章要点

1. 系统回顾浙江省爱国卫生运动的悠久历史,总结爱国卫生运动的内涵特征和蕴含的理论、方法与原则,深刻认识习近平大卫生、大健康重要论述对爱国卫生运动的传承与发扬,深刻理解爱国卫生运动是什么、为什么、走过了怎样的发展道路。

2. 全面阐述爱国卫生运动的浙江实践,深刻认识浙江省爱国卫生运动实践回答了什么、说明了什么、做出了怎样的贡献,深刻理解发展爱国卫生运动是新时代的必然选择、是实现健康中国的必由之路,需要不断丰富工作内涵、创新方式方法、完善工作机制,从而更好践行从卫生向健康的时代新发展。

---

① 浙江省卫生和计划生育委员会."习近平同志大健康思想理论与实践"课题研究成果汇编,2017-12.

# 第一节　爱国卫生运动的历史传承

爱国卫生运动是中国共产党把群众路线运用于卫生防病工作的伟大创举和成功实践,对推进公共卫生事业,提高人民健康水平,促进社会文明健康,都具有深远和现实的意义。通过有效的社会组织和动员,爱国卫生运动将中国的政治优势、制度优势、组织优势、文化优势转化为人民群众的健康福利,以较低的成本实现了较高的健康绩效,是新中国卫生奇迹的主要经验之一。浙江省爱国卫生运动,始终紧跟时代发展步伐,发挥自身优势,走出了一条富有浙江特色的爱国卫生运动发展之路,为全省人民健康做出了重要贡献。

## 一、爱国卫生运动的悠久历史

卫生工作世界各国都有,但把卫生与"爱国"和"运动"结合起来,是特定历史条件下的产物,有着深刻的历史背景和政治内涵。众所周知,群众性卫生运动源于革命时期,在医药奇缺的战争年代,宣传动员讲究卫生成为预防和减少疾病,保护部队战斗力最有效、最简便的方法,成为我军的优良传统。在开展这项运动之初,我国的卫生工作就与爱国主义和文明健康密切相连,同时其内涵随着时代变迁不断得到丰富和拓展。

### (一)20 世纪 50 年代:以粉碎细菌战、除四害为主要内容

新中国成立初期,一穷二白,百废待兴,城乡疫病流行,群众缺医少药。1952 年,毛泽东同志题词"动员起来,讲究卫生,减少疾病,提高健康水平,粉碎敌人的细菌战争"。周恩来、习仲勋同志分别亲自担任第一届、第二届中央爱国卫生运动委员会主任。1952

年4月,浙江省防疫委员会成立,随后全省城乡迅速开展了以消灭病媒虫害为主要内容的防疫卫生运动。在当时的历史条件下,这是保卫祖国的一项政治任务,在爱国主义思想指导下进行,因此被称为"爱国卫生运动"。1957年,浙江省一届六次人民代表大会做出了《关于除四害、讲卫生为中心的爱国卫生运动决议》,推动了全省除四害、讲卫生、消灭疾病为中心的爱国卫生运动开展,全省除四害运动和消灭疾病工作成绩显著,吴兴南浔镇、定海城区、普陀沈家门、余姚慈城、宁波白沙区等五个城镇达到无蝇目标。同年12月30日,《人民日报》刊登了《人人动手家家扑打,一年四季坚持不懈,无蝇镇——吴兴南浔》经验介绍。1958年1月5日,毛泽东主席亲临杭州市小营巷视察群众卫生工作,极大地鼓舞了浙江人民群众的热情,在全省乃至全国掀起了讲究卫生、预防疾病的爱国卫生运动新高潮。

**(二)20世纪60—70年代:以"两管五改"、区域性环境卫生大扫除等为主要内容**

通过管水、管粪,改水井、改厕所、改畜圈、改炉灶、改造环境等活动,浙江省霍乱、痢疾、伤寒等肠道传染病发病率显著降低,也有效控制了蛔虫病、钩虫病、疟疾、丝虫病等寄生虫病。1966—1976年是我国"以阶级斗争为纲"的特殊年代,浙江省与全国一样,各级爱国卫生运动委员会组织机构被撤销,爱国卫生运动基本处于停顿状态。但此前轰轰烈烈的爱国卫生运动在人民群众中产生了较大影响,各地区域性的环境卫生大扫除、卫生宣传等活动仍然得到持续开展。1977年,按照国务院《关于大力开展爱国卫生运动的通知》要求,浙江省重新恢复了各级爱国卫生运动委员会,爱国卫生运动在浙江得到继续推进。

## (三)20世纪80年代:以开展群众性卫生运动、"五讲四美"为主要内容

改革开放以来,爱国卫生运动进入新的历史时期。邓小平同志提出"要防治地方病,为人民造福"。1982年,"开展群众性的卫生运动"被写入宪法。浙江省率先采用"政府引导、集体支持、群众集资"的方式开展农村改水改厕,特别是"世界银行贷款——中国农村供水项目"在浙江的实施,开创了农村建设规范化水厂的先河。各地深入开展"五讲四美"(讲文明、讲礼貌、讲卫生、讲秩序、讲道德和语言美、心灵美、行为美、环境美)活动,实行"门前三包"(包绿化、包秩序、包卫生)和"门内达标"责任制,搞好环境卫生。随着爱国卫生运动不断深入,浙江省肠道传染病以及出血热、乙型脑炎等虫媒性传染病得到了基本控制,丝虫病、血吸虫病、疟疾的传播被有效阻断。

## (四)20世纪90年代至21世纪初:以开展卫生城市创建、城乡环境卫生整治为主要内容

1990年,浙江省人民政府办公厅下发了《关于开展创建国家卫生城市活动有关问题的通知》,以此为基础,以改善城市卫生面貌、促进两个文明建设、增强人民健康为目的的全省创建国家卫生城市活动(简称"创卫")拉开了序幕。为贯彻落实《关于开展创建国家卫生城市活动有关问题的通知》的要求,大力开展"创卫"活动,全省各地掀起了争创卫生城市的热潮,形成了以"创卫"为龙头,健康教育、城区除四害和农村改水改厕全面发展的格局。针对非典、禽流感等突发重大疫情,各地开展了"三讲一树"(讲文明、讲卫生、讲科学、树新风)活动,实施环境卫生整治,为夺取非典等重大疫情防控胜利做出了积极的贡献。

**（五）党的十八大以来：以建设健康中国、美丽家园，倡导文明健康生活方式为主要内容**

2016 年 8 月 19 日，习近平总书记在全国卫生与健康大会上的讲话强调：要继承和发扬爱国卫生运动优良传统，发挥群众工作的政治优势和组织优势，建设健康、宜居、美丽家园。此后，以卫生城镇创建、健康城市建设、城乡环境卫生整洁行动、农村"厕所革命"等为载体，爱国卫生运动在推进健康中国和健康浙江建设中发挥了重要作用。2017 年 5 月，全国首个爱国卫生运动纪念馆正式落户浙江省杭州市上城区小营巷。该馆展示了自 1952 年以来开展爱国卫生运动的光辉历程。2020 年 3 月 2 日，习近平总书记在同有关部门负责同志和专家学者就疫情防控科研攻关工作座谈中强调，坚持开展爱国卫生运动，这不是简单的清扫卫生，更多应该从人居环境改善、饮食习惯、社会心理健康、公共卫生设施等多个方面开展工作，特别是要坚决杜绝食用野生动物的陋习，提倡文明健康、绿色环保的生活方式。

总之，浙江省的爱国卫生运动在不同的历史时期，坚持以人民群众的健康需求为出发点，以解决人民群众生产生活中的突出卫生问题为主要内容，发挥了不可替代的重要作用。

**二、爱国卫生运动的内涵特征**

爱国卫生运动是毛泽东、周恩来等老一辈无产阶级革命家开创的群众性卫生运动形式，它源于历史、源于社会、源于群众、源于实践，经过 70 多年的不断充实、不断发展、不断完善，形成了独特的基本特征和功能。

**（一）爱国卫生运动的基本特征**

从理论与实践双重层面来讲，爱国卫生运动具有以下几个方面的特征：

（1）广泛的社会性。爱国卫生运动回答和解决的问题，决定了它的广泛社会性。它所产生和反映的环境效益、健康效益，已远远超出了卫生工作的一般范畴和内涵，涉及诸多领域、诸多学科和诸多部门，需要全社会齐动手、共参与。

（2）普遍的群众性。爱国卫生运动具有移风易俗、防病治病、改造世界的巨大威力，最重要的就是它具有最普遍的群众性，最集中地反映人民群众的健康利益。坚持发动群众、依靠群众、组织动员群众动手改造生产生活环境，同疾病和不良卫生习惯作斗争，使群众成为自身健康的生产者和维护者。

（3）实践的科学性。爱国卫生不是单纯的打扫卫生，它所涵盖的健康教育、改水改厕、卫生创建和病媒生物防制等各个方面都需要卫生健康专业知识的支撑。

（4）策略的预防性。始终坚持预防为主综合治理的基本策略，从消除健康危险因素入手，推动把健康融入所有政策，全方位减少健康威胁，打出保障健康的"组合拳"。

（5）鲜明的时代性。从爱国卫生运动诞生之初的"除四害"，到20世纪六七十年代的"两管五改"，再到当前的健康城镇建设，爱国卫生工作始终满足不同时期群众的健康需求，不断拓展工作内涵、创新工作载体和形式，焕发出蓬勃的生机与活力。

### （二）爱国卫生运动的功能

爱国卫生运动涉及的卫生问题，实质是社会公共卫生管理的范畴，只有从社会角度的大视野来审视健康问题，才能科学认识爱国卫生运动的社会功能。

经济发展的支持功能。爱国卫生运动改善了城乡人民生产生活环境，为经济发展提供了良好的外部条件。实践证明，创造一个整洁有序的投资环境,是扩大开放、吸引外资、发展经济必不可少的前提。同时,通过爱国卫生运动还提高了劳动者的素质,包括人口素质和健康素质。健康既是社会经济发展的目标,也是社会经济发展的手段,爱国卫生不仅创造健康,而且也创造物质财富。

社会进步的助推功能。爱国卫生运动是精神文明建设的重要组成部分,也是社会文明程度的重要标志。随着创建卫生城镇等工作的推进,城市道路、绿化、供水、排污、垃圾处理等基础设施不断建设完善,城市卫生管理水平得到提高,带动社会文明的巨大进步。

健康素养的提升功能。爱国卫生运动的一个重要目标,就是在移风易俗、除害防病、改造环境的同时,使人民群众受到爱国主义、集体主义和社会主义教育,增强卫生观念,提高健康素养,培养良好的健康行为和文明健康的生活方式,实质上是一场思想观念上的革故鼎新。

党群关系的联络功能。爱国卫生所要解决的问题,都是群众最关心、最迫切的热点需求,爱国卫生运动的蓬勃开展和社会卫生问题的有效解决,将有力地改善党群、干群关系,增强党和人民群众之间的联系。因此,爱国卫生运动产生的附加值将远超爱国卫生工作本身价值,从而更好地奠定中国特色社会主义伟大事业坚实的群众基础。

### 三、"大卫生、大健康"理念对爱国卫生运动的新推动

进入 21 世纪以来,随着经济社会快速发展,社会结构和利益格局深刻调整,浙江省爱国卫生工作面临一些新形势、新问题。从群众健康需求看,人们随着生活水平不断提高,对身心健康有了更高的要求和期待。与此同时,有相当一部分群众健康素养有待提

升,不同程度地存在缺乏运动、吸烟酗酒、膳食不合理等现象,不良生活方式引发的疾病日益突出。从健康影响因素看,工业化、城镇化、人口老龄化进程加快,城乡环境污染形势严峻,环境卫生"脏乱差"问题仍然比较普遍,传染病、慢性病等多重疾病威胁并存。从社会治理看,爱国卫生工作在法制化发展、工作方式方法、各领域协同施策和基层能力建设方面还存在一些短板。

2003 年 12 月 19 日,时任浙江省委书记习近平视察杭州市上城区小营巷社区卫生工作时强调:"在推进公共卫生建设中,我们仍然要积极利用全民爱国卫生运动这一重要载体,充分发扬爱国卫生的优良传统,坚持走有中国特色的公共卫生发展道路。"[①]2005 年 8 月 15 日,时任浙江省委书记习近平在湖州安吉考察时,首次提出了"绿水青山就是金山银山"的科学论断。习近平总书记说:"良好生态环境是最公平的公共产品,是最普惠的民生福祉。""环境就是民生,青山就是美丽,蓝天也是幸福。"[②]习近平同志的这些重要论述都为浙江省爱国卫生工作指明了方向,注入了新思路和新活力。

指导思想得到明确。解决影响群众健康的问题,不仅要靠医疗卫生的"小处方",还要靠社会治理这张"大处方",坚持预防为主、综合治理。2008 年 4 月,《浙江省人民政府办公厅关于进一步加强爱国卫生工作的意见》明确提出了"政府组织、地方负责、部门协调、群众动手、科学治理、社会监督"的爱国卫生工作方针,浙江省的爱国卫生工作更加注重以保障人民群众健康为出发点,以健

---

① 浙江省卫生和计划生育委员会."习近平同志大健康思想理论与实践"课题研究成果汇编,2017-12.

② 中共中央宣传部.习近平新时代中国特色社会主义思想学习纲要[M].北京:人民出版社,2019:170.

康教育为基础,以环境整治为突破口,以改水改厕为重点,以卫生防病和提高健康素质为目的,全面开展城乡爱国卫生运动,不断提高人民群众的健康水平。

工作内容得到深化。2005年9月,《浙江省人民政府关于加强农村公共卫生工作的实施意见》提出,深入开展农村爱国卫生运动,对浙江省爱国卫生工作做出了全面部署,推动了"万里清水河道"、"千万农民饮用水工程"、"百亿生态环境建设"、"811"环境污染整治行动、"五水共治"以及卫生城市、卫生村镇创建等工作的开展,城乡卫生基础设施建设和环境综合整治得到加强,改水改厕和"除四害"工作力度加大,逐步推行农村垃圾集中收集和处理,实现了浙江生态省建设,确立了"绿色浙江"的目标,并不断向"美丽浙江""诗画江南"迈进。

工作机制得到创新。在习近平总书记"大卫生、大健康"理念和"绿水青山就是金山银山"理念指引下,浙江省坚持爱国卫生运动,通过体制创新,打造小营巷的"清洁家园"等新型全民爱国卫生运动典范;通过科技创新,实施"农民健康工程",推广使用"生态厕所"、供水管网改造、制水工艺改造等适宜技术,推进农村健康环境建设;通过机制创新,将爱国卫生运动与各类环境改造建设项目相结合,探索环境整治长效组合拳,加快农村环境卫生综合整治步伐,落实病媒生物综合防制措施,使老百姓的获得感和满意度不断攀升。

2016年8月,党中央、国务院召开了21世纪第一次全国卫生与健康大会,将爱国卫生运动提到了新的战略高度,赋予了新的历史使命。2017年5月12日,全国爱国卫生运动委员会在杭州召开爱国卫生运动65周年暨全国爱国卫生工作座谈会。时任国务院副总理、全国爱卫会主任刘延东同志出席会议,她在讲话中指出,浙江有着爱国卫生运动的光荣历史和优良传统,有着卓越成绩和宝贵经验。她高度评价浙江省爱国卫生工作有特色、有创新、有亮点,值得很好地总结借鉴。可以说,浙江省在习近平总书记"大卫生、大健康""绿水青山就是金山银山"理念指导下,爱国卫生工作从指导思想、工作内容、工作方式和工作成效等方面都有了很大的发展,也积累了许多行之有效的宝贵经验。

◆◆ **案例 6-1**

### 小营巷的爱国卫生运动

1958 年 1 月 5 日,毛泽东主席亲临杭州市小营巷视察爱国卫生工作,一句"你们这里的卫生工作搞得不错嘛!"极大地鼓舞和激励了小营巷居民的工作热情和积极性,从此使小营巷与爱国卫生结下了深厚情结,并率先发展成浙江省乃至全国的爱国卫生运动典范。2003 年,时任浙江省委书记习近平视察小营巷社区,提出了"没有健康就没有小康;没有卫生现代化就没有整个社会现代化"的重要论述。小营巷社区认真贯彻习近平同志的重要指示精神,率先开启健康社区建设之路,成为浙江首个健康社区。60 多年来,小营巷社区以两代领导核心的关心关怀为动力,发扬爱国卫生运动光荣传统,弘扬小营爱卫精神,积极创新工作方式方法,先后开展了"5803 清洁家园"卫生工程、"垃圾不落地"站台式服务、"市民路长"、"红巷大管家"等系列活动,以"社区—卫生委员—居民"三级形式,持续开展群众性爱国卫生运动,营造了清洁街巷、优美环境和健康文明生活,形成了"群众参与、三级联动、共建共享"的基层自治小营爱卫模式。小营巷先后获得浙江卫生先进居民区、浙江省绿色社区、全国卫生先进单位等荣誉。2013 年被世界卫生组织授予"健康社区"称号。2017 年,首个全国爱国卫生运动纪念馆落地杭州小营巷。

案例来源:"习近平同志大健康思想理论与实践"课题研究成果汇编和《沧桑巨变——浙江爱国卫生 60 年》(2013 年 2 月).

**案例简析** >>>

从毛主席的"你们这里的卫生工作搞得不错嘛!"到习近平同志的"没有健康就没有小康;没有卫生现代化就没有整个社会现代化"的重要论述,浙江省杭州市小营巷一直在扎扎实实推进爱国卫生运动,率先建成浙江首个健康社区,取得了卓著的成绩,受到了社会的广泛关注,被世界卫生组织授予"健康社区"称号,成为全国爱国卫生运动的一个鲜活案例。

# 第二节　爱国卫生运动的浙江实践

2003 年以来,浙江省始终贯彻"预防为主"的卫生工作方针,全面践行"大卫生、大健康"理念,充分发挥爱国卫生运动优势,以爱国卫生运动的浙江实践,实现了爱国卫生运动跨越式发展,浙江省爱国卫生运动进入新的发展时期。

## 一、浙江省爱国卫生运动的深入推进

浙江省委、省政府认真贯彻党中央、国务院的决策部署,坚持一张蓝图绘到底,深入实施"八八战略",在"卫生强省"和"健康浙江"建设中,持续扎实推进爱国卫生运动,使城乡环境卫生面貌显著改善,让社会和群众参与健康治理、人人共享健康的格局进一步巩固。

### (一)扎实推进全域环境综合治理

浙江省结合"千村示范、万村整治""五水共治""小城镇环境综合整治""美丽乡村"建设等载体,深入开展城乡环境卫生综合整治,从一村到数村、从一地到各地,由点到面引领全省走出一条崭新的生态美、产业兴、百姓富的可持续发展之路。到2020年底,建制镇生活垃圾无害化处理率达100%,劣V类水质断面全面消除,农村河道保洁覆盖率100%,生态环境状况指数稳居全国前列,城乡生产生活环境更加整洁有序、健康宜居。

### (二)持续深化卫生城镇创建成效

将卫生城镇创建置于经济社会发展大局中谋划,全域推进,完善卫生城镇长效管理机制。2012年,浙江省实现省级卫生城市(县城)全覆盖;2015年,在全国率先实现设区市国家卫生城市全覆盖;2017年,在全国率先实现国家卫生城市、国家卫生县城全覆盖;2020年,浙江省国家卫生乡镇占比由2016年的6%上升至50%,跃居全国第一。同时,浙江省积极探索卫生城镇向健康城镇升级,加快健康城市、健康村镇建设。2016年以来,全面启动健康城市、健康促进县区、健康村镇和健康细胞建设,至2020年底,60%的国家卫生乡镇和20%的省卫生村开展健康村镇建设,建设健康促进场所5308个,有力推动了浙江省经济社会的协调发展。

### (三)深入推进农村改水改厕

2003年以来,结合浙江省委、省政府"千村示范、万村整治""五水共治"和农村生活污水治理等重大工程,浙江各地大力推广三格式化粪池厕所建设,农村卫生户厕建设和改造得到进一步推进。到2020年底,全省农村卫生厕所基本实现全覆盖,农村无害化卫生厕所普及率达99%以上,位居全国前列。为提高饮用水卫生安全,浙江省先后实施千万农民饮水安全工程和农民饮用水达标提标专项行动等,农村饮用水达标人口覆盖率达95％以上,基本实现城乡居民同质饮水。

**(四)大力开展全民健康促进行动**

浙江省依托"健康中国行"等平台,跨部门开展以"万场健康讲座进基层""科学就医"等为主要内容的健康促进行动,普及健康知识与技能。推进健康促进学校、健康促进医院和健康家庭等"健康细胞"建设,建设健康公园、健康步道等健康支持性环境;推动公共场所控烟立法进程及相关宣传活动,启动无烟党政机关等无烟环境建设。浙江省实施健康素养进农村文化礼堂三年行动计划,全省居民健康素养总体水平从2016年的18.25％提高到2020年的33.08％,位列全国前茅。

**(五)不断创新发展病媒生物防制**

浙江省根据不断变化的病媒形势,每年部署季节性灭鼠灭蚊、发动群众开展爱国卫生月专项活动等,持续深化病媒生物防制。针对登革热、寨卡病毒病、基孔肯雅热等虫媒传染病疫情,通过研判形势、监测预警、发动群众与专业队伍清除孳生地、督查指导落实等各项措施,切实降低虫媒密度,有效控制登革热疫情的发生蔓延,虫媒传染病报告发病率下降到2020年的1.26/10万。浙江省做好灾后防病、重大会议活动的病媒生物防控保障,通过组织开展"清洁家园除四害、安全健康保峰会"等系列专项爱国卫生运动,圆满完成2016年G20杭州峰会疾病防控和各项病媒生物防制保障任务。

**(六)全面启动健康城镇建设**

2003年以来,浙江省在时任省委书记习近平"大健康"理念指引下,坚持预防为主、综合治理,在深化卫生城镇创建基础上,积极探索开展健康城镇建设,着力解决影响群众健康的社会决定因素。2007 年,杭州市成为入选全国健康城市(区、镇)试点工作唯一的省会城市,并在 2016 年全球健康促进大会上作为中国的健康城市样板之一进行了成果汇报。2016 年,全国爱卫办全面启动健康城市建设,杭州市、宁波市、桐乡市再次被列入重启后的首批国家健康城市试点,桐乡市还作为 2018 年度健康城市建设示范市获得全国爱卫办通报表扬。在试点探索的同时,积极推进健康城镇建设省级示范点培育工作,明确示范点建设十大重点工作任务,探索建立健康城市、健康县城、健康乡镇建设标准,开展健康城市建设年度评价,积极打造健康城镇建设浙江经验。2020 年,出台浙江省健康乡镇、健康村建设标准,并将健康村镇建设工作纳入对各市、县政府健康浙江建设考核,全面推进健康乡镇、健康村建设工作。

## 二、爱国卫生法制化建设

浙江省始终牢记习近平总书记的嘱托,不断加强爱国卫生运动的规范、制度、标准和法治建设,对爱国卫生运动的开展起到了很好的领导和指导作用。

法治建设取得重大进展。2008 年 4 月,浙江省人民政府办公厅印发《关于进一步加强爱国卫生工作的意见》,从政府层面加强对爱国卫生工作的领导。2010 年 7 月 30 日,浙江省第十一届人民代表大会常务委员会第十九次会议通过并颁布了《浙江省爱国卫生促进条例》并于 2010 年 10 月 1 日起施行,对爱国卫生组织与职责、环境卫生治理、病媒生物预防控制、健康促进与教育、保障与监督措施、法律责任等做出了具体规定,浙江省爱国卫生工作走上了规范化、法制化轨道。2015 年 8 月,浙江省人民政府印发《关于进一步加强新时期爱国卫生工作的实施意见》,明确坚持"政府组织、部门协作、全民参与、属地管理、科学治理、社会监督"的工作原则。

制度建设不断加强。在工作制度方面,浙江省爱卫会制定了《浙江省爱国卫生运动委员会工作规则》《浙江省爱国卫生运动委员会各委员部门职责分工》《浙江省爱卫会成员部门联络员制度》等规章制度。在病媒生物防制方面,出台了《病媒生物服务机构备案管理办法》《蚊、蝇类、蜚蠊、鼠类的密度监测方法》《密度控制水平评估办法》《病媒生物防制效果评估指导意见》等文件。在卫生城镇创建方面,出台了《浙江省卫生城市(县城)标准》《浙江省卫生乡镇标准》《浙江省卫生村标准》和卫生城市(县城)、乡镇、村管理办法等。在健康促进与教育方面,先后发布了《公民健康素养——基本知识与技能 99 条》以及浙江省健康促进医院、学校、社区、单位相关标准与管理办法等,促进了各项工作的规范化开展。

地方性法律法规建设进展迅速。2003 年,杭州市颁布了《杭州市爱国卫生条例》《杭州市公共场所控制吸烟条例》,金华市出台了《金华市人民政府关于印发金华市区公共场所禁止吸烟暂行规定的通知》;2004 年,温州市以市长令第 73 号、第 74 号的形式,分别出台《温州市爱国卫生工作管理办法》《温州市公共场所禁止吸烟规定》;2006 年,嘉兴市人民政府印发了《嘉兴市爱国卫生工作管理办法》;2007 年,《宁波市爱国卫生条例》开始施行;2009 年,衢州市政府印发《衢州市国家卫生城市管理办法》;2011 年,绍兴市出台《绍兴市单位爱国卫生管理办法》;2013 年,台州市政府出台《台州市爱国卫生管理办法》《台州市单位卫生管理标准》,绍兴市印发《绍兴市区公共场所禁止吸烟规定》《绍兴市人民政府办公室关于创建健康城市实施意见》等。这些地方性政策文件为深入推进各地爱国卫生工作提供了强有力的法治保障。

### 三、浙江省爱国卫生运动的宝贵历史经验

多年以来，浙江省坚持爱国卫生运动，同时在继承中创新，在创新中发展，为保障人民群众健康、促进社会主义现代化建设做出了巨大贡献，推进了"健康浙江"的发展，营造了今日诗画般的美丽家园，积累了宝贵的历史经验。

一是始终融入党委政府重大决策，合力推进。20 世纪 50 年代以来，为"粉碎美帝国主义细菌战"，浙江省通过广泛宣传卫生防疫知识，进行环境卫生大清理，大力开展灭蝇灭蚊、灭蚤灭鼠，清除害虫的孳生地，先后成功消灭了天花、鼠疫，有效控制了血吸虫病、疟疾等疾病的流行。进入 21 世纪，浙江省爱国卫生运动结合"两美浙江""三改一拆""五水共治""四边三化"等转型升级组合拳，不断完善环境卫生基础设施，集中开展垃圾清运、河沟整治、污水处理等工作，群众反映强烈的环境卫生脏乱差问题得到明显改观。党的十八大以来，随着"健康中国"战略的实施，浙江省以健康城镇建设、卫生城镇创建、城乡环境卫生整洁行动、农村改水改厕等为载体，大力推进"健康中国"建设，在促进城乡建设与人民健康协调发展方面又取得了新的显著成效。

二是始终充分发挥成员部门作用，齐抓共管。统筹协调、动员群众是爱国卫生运动的优势和工作机制，浙江省始终注重发挥成员部门作用，各司其职，齐抓共管。在各项爱国卫生工作中，浙江省爱卫办作为省爱卫会的办事机构主动协调省爱卫会相关成员部门，加强指导，合力推进。为加强城乡环境卫生治理，改善群众生产生活环境，省爱卫办联合省农办、省建设厅、省水利厅等部门开展城乡环境卫生整洁行动，改善垃圾无害化处理厂、污水处理厂、农村改水改厕等卫生基础设施，积极推进生态省建设、美丽浙江建

设和健康浙江建设。

三是始终充分发动群众参与，共建共享。用开展群众性爱国卫生工作的办法，同疾病作斗争，是我国创造的成功经验。浙江省爱国卫生运动始终秉持人民是爱国卫生工作主体的原则，围绕不同时期特点，着力解决群众生产生活中突出的卫生问题，采取多种方式鼓励群众参与爱国卫生运动，每年4月组织开展"爱国卫生月"活动，根据不同情况提出不同要求，有组织有计划地办好有利于群众的实事，强化群众和社会各部门大卫生观念。如在打造健康环境、培养居民健康意识和文明行为方面，浙江倡导开展很多诸如庭院整洁、垃圾分类、户厕改造等工作，从建设健康社区、健康单位和健康家庭出发，自下而上地推动全省乃至全国爱国卫生运动发展，动员广大群众自觉参与，从而形成爱国卫生人人关心、人人参与、人人受益的良好局面。

实践证明，爱国卫生运动是中国创造卫生奇迹的一条重要经验。2016年8月19日至20日，全国卫生与健康大会在北京召开，时任省委书记夏宝龙代表浙江省作了"以爱国卫生新发展推进健康浙江建设"的交流发言，指出浙江省一以贯之落实习近平同志在主政浙江工作时提出的卫生强省战略，坚定不移打好转型升级系列组合拳，坚决扛起保障和增进人民健康福祉的责任，努力创造促进人民健康的良好环境。

2013年和2020年，世界卫生组织先后授予中国政府"健康（卫生）城市特别奖"和"社会健康治理杰出典范奖"，以表彰中国爱国卫生运动取得的成就。世界卫生组织指出：远在"健康融入所有政策"成为全球口号之前，中国就已经通过爱国卫生运动践行着这一原则；远在"健康城市"理念诞生之前，爱国卫生运动就已经通过更好的环境和个人卫生创造了它们；远在其他国家开始讨论健康的社会决定因素之前，中国就已经制定出一套解决这些问题的框架[①]。正如世界卫生组织所评价的，坚持开展爱国卫生运动是中国创造卫生奇迹的一条重要经验。

◆◆ **案例 6-2**

### "美丽乡村"的建设

下姜村，浙江省淳安县枫树岭镇的一个偏远小山村，是习近平同志在浙江工作时的基层联系点。过去的下姜村是有名的"穷山村"，曾流传一句话："土墙房、半年粮，有女不嫁下姜郎"。由于村民家家户户养猪、养鸡、养牛，下姜村的露天厕所、露天猪圈、露天牛棚有 154 个，村内鸡屎、猪粪遍地，夏天苍蝇蚊子满天飞，不但严重影响老百姓生活，肝炎、痢疾等肠道传染病也时常发生。2003 年4 月，时任浙江省委书记习近平到下姜村调研，支持下姜村建沼气池，将人畜粪便变废为宝。在习近平同志的支持推动下，下姜村大力建设沼气池，对村内露天厕所、露天猪圈、露天牛棚全面拆改。通过一年多的努力，下姜村的生态环境和村容村貌发生了翻天覆地的变化。2005 年，习近平同志再次到下姜村视察沼气池建设情况，并部署了农户厕所改造、厨房改造等配套工作。之后，下姜村的"厕所革命"深入推进，成为浙江农村改厕和生活污水治理的特色样板，也成为"美丽乡村"的典范。

案例来源：习近平在浙江（三十六）："习书记对下姜村不仅倾注血浓于水的'情'，更授以发展致富的'理'".

---

① 王宾，邓华宁.世卫组织颁奖表彰我国爱国卫生运动辉煌成就[N].人民日报，2017-07-06(6).

**案例简析** 〉〉〉

在习近平同志的亲自关心与部署下,下姜村通过大力建设沼气池,对村内露天厕所、露天猪圈、露天牛棚全面拆改,通过"厕所革命"彻底甩掉了"土墙房、半年粮,有女不嫁下姜郎"的"帽子",成为乡村振兴和"美丽乡村"的典范。

# 第三节　新时代爱国卫生运动的创新发展

党的十九大以来,习近平总书记发出"把健康融入所有政策"的伟大号召,爱国卫生工作被赋予了新的使命和新的任务。浙江省紧紧围绕"健康中国"建设主题,践行新时代爱国卫生运动新使命,展现了爱国卫生运动从卫生向健康的时代新发展。

## 一、爱国卫生运动迎来创新发展的历史性机遇

习近平总书记在党的十九大报告中提出实施"健康中国"战略。在党的十九届五中全会上,习近平总书记提出要构建强大的公共卫生体系,深入开展爱国卫生运动,加强与基层治理融合,创新社会动员方式,全面改善人居环境,促进全民养成文明健康生活方式。习总书记的重要论述,深刻阐述了新时代爱国卫生运动的重要地位和作用,揭示了新时代爱国卫生运动的丰富内涵和有效路径,为创新发展新时代爱国卫生运动提供了根本遵循,指明了发展方向。

锚定"健康浙江",明晰功能定位。形势和要求发生了变化,工作也要随之完善和调整,围绕"2025年基本建成健康浙江"的目标定位,2021年3月,浙江省人民政府《关于高水平推进爱国卫生运动的实施意见》出台,提出高水平推进浙江省爱国卫生运动的目标

定位。2021年5月,浙江省发改委、浙江省爱卫会、浙江省卫生健康委联合发布了《浙江省爱国卫生工作"十四五"规划》,提出"建设成为全国爱国卫生工作省域示范区,助力打造公共卫生最安全省份之一,建设健康中国省域示范区",赋予了爱国卫生运动新内涵、新目标。浙江省在2017年率先实现国家卫生城市、国家卫生县城全覆盖的基础上,提出国家卫生城市、国家卫生县城全覆盖高质量巩固,国家卫生乡镇高质量创建,2025年比例达到90%等新目标,发挥爱国卫生运动在"健康浙江"建设中的基础性地位和引擎作用。

对标"重要窗口",体现浙江特色。2020年3月29日至4月1日,习近平总书记在浙江考察,赋予浙江"努力成为新时代全面展示中国特色社会主义制度优越性的重要窗口"的新目标新定位。浙江省继承发扬爱国卫生运动优良传统,将省爱国卫生工作融入浙江创新发展元素,结合"最多跑一次改革"理念和"五大攻坚战"方法,充分发挥数字化改革的浙江优势,提出健康城镇建设与健康浙江行动融合推进,开展以灭蚊、灭蝇为重点的除四害村建设,培育"小营巷式"健康细胞,全面推进病媒生物智能评估系统、农村公厕与手机地图应用软件数据共享等推动爱国卫生数字化赋能,在能力建设中提出加强省、市、县、乡镇(街道)各级爱国卫生技术服务支撑力量建设等,彰显浙江特色。

加快"四个转变",实现转型升级。浙江省认真分析研究爱国卫生工作的时代背景和现实基础,以"政府主导,跨部门协作,全社会动员,预防为主,群防群控,依法科学治理,全民共建共享"的新时期爱国卫生运动方针为指引,聚焦工作内容从环境卫生治理向全面社会健康管理转变、工作方式从运动化向常态化转变、工作模式从粗放式管理向精细化管理转变、工作载体从国家卫生城市创建向健康城市建设提质升级转变"四个转变",坚持预防为主、关口前移,不断丰富发展内涵,促进城乡环境卫生质量、群众文明卫生素质和全面健康水平三个全面提升,切实增进人民群众健康福祉。

## 二、在新冠肺炎疫情防控历练中升华爱国卫生运动内涵

新冠肺炎疫情发生以来,习近平总书记就开展爱国卫生运动做出了一系列重要指示和论述,把这项工作提到了前所未有的高度并寄予厚望。习近平总书记强调:"新时代开展爱国卫生运动,要坚持预防为主,创新方式方法,推进城乡环境整治,完善公共卫生设施,大力开展健康知识普及,倡导文明健康、绿色环保的生活方式。"[①]"要总结新冠肺炎疫情防控斗争经验,丰富爱国卫生工作内涵,创新方式方法,推动从环境卫生治理向全面社会健康管理转变,解决好关系人民健康的全局性、长期性问题。"[②]"要在做好常态化疫情防控的同时,聚焦影响人民健康的重大疾病和主要问题,加快实施健康中国行动,深入开展爱国卫生运动,完善国民健康促进政策,创新社会动员机制,健全健康教育制度,强化重点人群和重大疾病综合防控,从源头上预防和控制重大疾病,实现从以治病为中心转向以健康为中心。"[③]

在新冠肺炎疫情防控工作中,浙江省各地将爱国卫生运动融入疫情防控全过程,聚焦农贸市场等重点场所和薄弱环节,大力开

---

① 新华社.习近平参加湖北代表团审议[N].人民日报,2020-05-26(1).
② 新华社.习近平总书记主持召开专家学者座谈会[N].人民日报,2020-06-02(1).
③ 新华社.习近平总书记在教育文化卫生体育领域专家代表座谈会上的讲话.新华网,2020-09-22

展系列专项爱国卫生运动,用千千万万个文明健康的小环境筑牢常态化疫情防控的社会大防线。

**(一)以治脏清乱为基础打好健康环境的"底色"**

新冠肺炎疫情防控阻击战的号角吹响以来,浙江省迅速部署专项行动,先后组织开展冬春季、四月爱国卫生月、夏秋季和秋冬季等系列爱国卫生专项行动,聚焦重点场所和薄弱环节,做好环境卫生整治,彻底整治市场及周边环境卫生,建立农贸市场长效管理机制,并以灭鼠灭蚊为重点规范做好病媒生物防制。做实做细传统活动,开展以"防疫有我、爱卫同行"为主题的第32个爱国卫生月活动,明确一周一主题,分别以"讲好爱卫故事""市场环境卫生专项整治""清理蚊蝇孳生""医疗卫生机构厕所整洁""国家卫生城镇提质补短板"等形式开展轰轰烈烈的活动,在单位、家庭做到"六清",即清理积水容器、清理户内外杂物、清理下水道沟渠、清理盆盆罐罐、清理地下车库、清理屋顶楼台,努力创造健康的社会生活环境。

**(二)以"知信行"为着力点夯实健康生活的"免疫墙"**

浙江省努力讲好"爱国卫生故事",将彰显爱国卫生历史、意义和成就作为爱国卫生宣传的首要任务,弘扬爱国主义、集体主义的责任感和荣誉感,培育人们更加深厚的家国情怀,激发人民群众创造美好生活的热情。倡导良好的卫生行为和健康生活方式,根据疫情防控需求,从个人能够身体力行的小事出发,开展建立良好的卫生行为、文明健康生活方式为重点的宣传教育活动,推出《爱国卫生月,我们怎么做?》系列科普融媒体报道,做好社区人群和重点场所的健康教育,引导群众做好自身健康管理,营造群防群控的浓厚社会氛围。

### (三)以社会动员为导向吹响群防群控的"集结号"

浙江省以卫生创建不断完善社会健康治理。浙江通过"国卫"城镇创建巩固,不断强化环境卫生清理、基础设施建设、生活垃圾处理、食品和饮用水安全、集贸市场管理、病媒生物控制等工作,推动社区管理、社会动员和疫情防控相结合,织细织密全社会共同防控传染病的网底。健康指导助推疫情防控和恢复经济两手抓。结合"三服务",派员驻企指导,帮助企业把好人员健康、消毒防疫、健康监测、环境卫生、用餐管理、防疫宣传"六关"。倡导健康生活方式。多种途径大力倡导文明健康、绿色环保的生活方式,向市民发布助推爱国卫生运动倡议书,倡导全省人民大力开展爱国卫生运动,构建全员参与的群防群控体系。

### 三、践行新时代爱国卫生运动新使命的浙江实践

随着我国进入新发展阶段,人民群众对美好生活和健康的需求更加向往,对健康提出了更高的期盼和新的要求。2021年以来,浙江省认真贯彻落实习近平总书记系列重要讲话精神和《国务院关于深入开展爱国卫生运动的意见》,科学把握新发展阶段目标任务,以爱国卫生运动的创新发展推动健康中国战略的实施。

大力开展绿色环境打造行动,全域打造卫生健康美丽宜居的人居环境。推进城乡环境卫生综合整治,开展美丽城市、城镇、乡村建设,建设人人共享的美丽大花园。加快实施城乡农贸市场改造提升和星级建设,全面推进城乡生活垃圾分类、无害化处理和资源化回收利用;深化农村厕所无害化改造,实施城市公共厕所服务大提升行动,实施饮用水达标提质行动,基本实现城乡居民同质饮水。浙江省提出到2025年,全省城市建成区基本建成"污染收集高效、处理能力匹配、建设标准先进、运行管理智能"的城镇污水治

理体系,生活垃圾治理体系和治理能力基本实现现代化,所有国家卫生城市(县城)以街道为单位的四害密度控制水平100%达到C级以上,逐步开展更高水平的B级街道达标工作。

大力提升健康文明素养,全力营造文明健康绿色环保的生活方式。浙江省加强全民加快教育、推进健康知识普及行动,将健康教育纳入国民教育体系,深入推进健康素养进农村文化礼堂;加快无烟党政机关、无烟家庭、无烟医院、无烟学校等建设;培育文明卫生行为,引导群众践行健康强国理念,践行绿色环保生活理念,倡导简约适度、绿色低碳生活,养成戒烟限酒、适量运动、合理膳食、心理平衡的健康生活方式。广泛开展全民健身活动,实施全民健身"六个身边"工程,打造城镇社区"10分钟健身圈",加快体教、体医融合,健全全民健身公共服务体系。提出到2025年,城乡居民健康素养总体水平达到40%。

深入开展健康城镇建设,全面推进社会健康综合治理。探索开展健康城市建设、推进健康中国行动创新模式试点工作,建立融合推进机制,做到政策衔接、内容对接,同步推进健康城镇和健康浙江建设。完善健康城镇建设管理机制,建立符合浙江省实际的健康城镇评价指标和评价体系,把全生命周期健康管理理念贯穿城镇规划、建设、管理全过程。全面开展健康城镇建设,加快推进健康社区、家庭、学校、医院、机关和企业等健康细胞建设。提出到2025年,健康乡镇、健康村建设比例达到85%,打造一批标杆健康乡镇、健康村。

传承浙江红色基因,推动爱国卫生创新发展。打造一批"小营巷式"爱国卫生品牌示范点。完善卫生城镇长效管理机制,深化"问题清单式"管理,高质量巩固国家卫生城镇。创新社会动员,推进爱国卫生数字化赋能增能,建立社会动员与群众主动参与相结合、集中行动与常态化工作相结合的爱国卫生运动机制。提出到2025年,全省卫生乡镇全覆盖高质量巩固,国家卫生乡镇比例全国率先达到90%,健康促进县(区)建设比例均达到85%,健康浙江发展指数达到85分,努力使健康成为浙江发展最动人的颜值。

◆◆ **案例 6-3**

### 健康城市的杭州探索

杭州市是浙江省开展健康城市建设最早的城市之一,自2007年起,杭州市作为全国唯一的省会城市开展健康城市建设试点。2008年,杭州市委市政府下发《关于开展健康城市建设的决定》,明确了七个"人人享有"目标(人人享有基本医疗保障、人人享有基本养老保障、人人享有15分钟卫生服务圈、人人享有15分钟体育健身圈、人人享有安全食品、人人享有清新空气、人人享有洁净饮水)和"营造健康文化、改善健康环境、优化健康服务、培育健康人群、发展健康产业、构建健康社会"六大建设任务。同年,举办中国国际健康城市市长论坛,并发布《健康城市杭州宣言》,杭州健康城市建设在世界卫生组织对健康城市定义和健康促进理论的基础上,结合本地实际,以"把健康融入所有政策"为统领,以项目推进为载体,坚持"政府主导、部门协作、社会参与"工作机制,注重与民生工作相结合,致力于解决健康社会决定因素,健康城市建设"全政府推进"杭州模式的实践经验和理论创新始终走在全国前列,也得到世界卫生组织的充分认可。2017年以来,在"健康中国"战略新形势下,杭州市进一步健全组织架构,完善健康治理体系,创新健康治理机制,夯实健康细胞工程,在健康融入城市空间规划、公共政策健康影响评价、数字赋能健康治理等领域取得创新性的成果,推动健康融入所有政策等多维度深化健康城市建设,较好形成了健康融入城市治理的健康治理杭州模式,既为国内外同行提供具体详实的实践经验,也为新时代形势下丰富国家治理体系和治理能力现代化内涵提供了地方经验。

**案例来源:杭州市创新治理体系全面持续推进健康杭州建设——国家卫生健康委办公厅.健康工作交流,2019(243).**

## 案例简析 >>>

杭州在创建健康城市的征程上经历了"最早之一"、"唯一"到"第一",坚持数字赋能健康治理,形成了健康融入城市治理的健康治理杭州模式,为新时代实现国家治理体系和治理能力现代化探路求索。

## ◆ 本章小结

爱国卫生运动是我们党把群众路线运用于卫生防病工作的成功实践,是保障广大人民群众生命安全和身体健康的重要抓手,是建设"健康中国"的重要内容。浙江省开展爱国卫生运动 70 多年以来,始终按照党和国家的要求,继承和发扬爱国卫生运动优良传统,在继承中创新、在创新中发展,不断丰富工作内涵,创新方式方法,走出了一条浙江爱国卫生运动的特色之路。

一是始终坚持党和政府领导。贯彻立党为公、执政为民理念,把爱国卫生运动作为党和政府的重要工作,放在经济社会发展全局中统筹考虑,不断加强组织领导,体现了党和政府维护人民健康权益的政治决心。二是始终坚持走中国特色卫生与健康发展道路。从经济社会发展实际出发,将社会主义制度的政治优势、组织优势、文化优势转化为一系列增进人民群众健康福祉的具体行动,以较低的成本实现了较高的健康绩效。三是始终坚持预防为主综合治理的基本策略。建立健全政府主导、多部门协作、全社会参与的工作机制，从治理健康影响因素入手，推动把健康融入所有政策，加大干预力度，全方位减少健康危害，打出了保障健康的"组合拳"。四是始终坚持人民群众的主体地位。坚持发动群众、依靠群众、造福群众，组织动员群众自己动手改造生产生活环境，同疾病和不良卫生习惯做斗争，全民动员、人人动手，营造了讲卫生、讲文明、树新风的浓厚社会氛围。五是始终坚持与时俱进创新发展。顺应时代发展变化，不断拓展工作内涵、创新工作载体、丰富工作形式、优化协调机制，使爱国卫生运动始终焕发蓬勃生机和活力。

◆◆ 思考题

1. 爱国卫生运动是起源于特定历史时期的群众性卫生运动，在近七十年的历史发展过程中不但没有被淡化，反而在新形势下通过不断发展历久弥新，焕发出新的活力。造就其强大生命力的根本因素有哪些？

2. 群众路线是爱国卫生运动的生命线和根本工作路线，信息化时代下，如何将爱国卫生运动融入基层社会治理，更好地动员群众，推动形成全民参与的新机制？

3. 新形势下爱国卫生运动的内涵更加丰富，它不仅局限于简单的清扫卫生，更是囊括了人居环境改善、社会健康治理、文明健康绿色环保生活方式养成等方面内容，请谈谈爱国卫生运动对促进社会文明健康的作用。

4. 进入新发展阶段，对于进一步创新工作方式方法，持续推动浙江爱国卫生运动不断发展，请问你有什么好的思路与想法？

**◆◆ 拓展阅读**

1.蔡一华,马振兴,王莲花,等.杭州健康城市建设实践与发展研究[M].杭州:浙江科学技术出版社,2013.

2.叶真,张勇,丛黎明,等.国家卫生城市评价体系研究[M].杭州:人民卫生出版社,2016.

新时期、新形势、新任务,要求我们在科技创新方面有新理念、新设计、新战略。我们要深入贯彻新发展理念,深入实施科教兴国战略和人才强国战略,深入实施创新驱动发展战略,统筹谋划,加强组织,优化我国科技事业发展总体布局。

——习近平总书记在全国科技创新大会、两院院士大会、中国科协第九次全国代表大会上的讲话①

# 第七章　实施科教兴国战略　助力高质量发展

## ◆◆ 本章要点

1.习近平同志在浙江工作期间,高度重视医学重点学科建设,提出要建设"卫生强省",成为浙江"四个强省"战略之一,为实施"健康浙江"奠定了坚实的基础。

2.建设"健康浙江"关键在人才。浙江在培养卫生健康人才方面进行了卓越的探索和实践,为其他省(市、区)提供了借鉴和参考。

## 第一节　医学重点学科建设

医学重点学科建设是促进卫生事业可持续发展、提高临床医疗水平和疾病预防保健能力的有效途径,亦是保持和发挥医学科

---

① 习近平.为建设世界科技强国而奋斗——在全国科技创新大会、两院院士大会、中国科协第九次全国代表大会上的讲话[M].人民日报,2016-06-01(02).

技优势和专业特色、培养高素质科技人才的重要手段。浙江省医学重点学科建设起步早、工作实、效果好,较早建设了覆盖省市县重点医学学科体系,为浙江建立优质高效的医疗卫生服务体系奠定了基础。

## 一、医学重点学科建设的背景

重点学科,是指在人才、技术、基础条件等诸多方面具有显著优势的学科。重点学科建设是一个系统工程,有别于某项工作或一般的项目研究,它涉及学科发展的趋向、人才梯队的建设、实验条件的改善、科学研究和学科管理等诸多方面。所以,我们称它是局部建设、整体推进、跨越式发展的一项工作。重点学科建设的意义和作用是显而易见的,在各级各类医疗卫生单位的发展中亦有举足轻重的作用。建设重点学科,就是要通过学科建设解决本领域的重大科技问题乃至对国家经济建设、科技进步、社会发展等产生重大影响的问题。具体来讲,就是在某些学科领域构筑起一个学术平台,整合各种科技要素,最大限度地发挥人才资源的积极性和创造力,使学科在建设中不断创新,不断提高,并始终处于领先地位。

学科带头人的选拔是重点学科建设中的重要环节,一个优秀的学科带头人是学科建设成功的关键。我们在重点学科的选择和建设过程中,要充分重视学科带头人的选拔和后备学科带头人的培养工作。学科带头人应具备较深的专业造诣、较高的学术水平、较强的开拓精神、顾全大局的整体意识以及综合协调工作能力等良好的素质,要有战略眼光和敏锐视角,要有严谨的学风和敬业精神,同时还要有团结同志、勇于奉献的良好品德等。一般来讲,学科带头人的选拔有四个标准:一是要有良好的政治素质和职业道德;二是要有较高的业务水平和学术威望;三是要有较强的组织管理能力;四是具备合适的年龄及身体状况。

新时代对浙江省医学重点学科建设提出了新要求:一方面要满足新医改对资源优化配置的要求,需要从战略高度认识学科发展的重要性,拓展新思维;规划聚焦未来五年甚至十年的重点领域,锚定新方向;建好重点学科发展必需的技术、信息等支撑平台,建设新平台;整合医、产、学、研等创新资源,整合新要素;形成政府引导、单位为主体的学科发展体系,建立新体系;改进学科经费、人才、考核等管理制度,创建新机制。另一方面要符合新科技对技术创新迭代的要求,突出建设高起点、有竞争力的领先学科体系,基于需求广泛性和可及性的均衡学科体系,突出所长、凸显特色的细分差异学科体系,提升领域、区域整体能力的协同学科体系。

**二、浙江省医学重点学科建设的实践**

新时代浙江省医学重点学科建设的基本任务是:经过若干年各个层次学科的建设,面向危害人民健康的防治需要,跟踪前沿技术,找准本学科的发展方向,力争组建起符合浙江实际、布局合理、优势明显,在国内外具有竞争力的医学重点学科体系。浙江省医学重点学科建设的基本原则:一是优先发展,即优先选择生命科学的前沿学科,且该学科具有覆盖面广、能带动相关学科发展等特点。二是择优支持,即在全省同类学科中选择有明显的优势和特色、对提高浙江医学科技水平和防病治病能力有重要作用的学科。三是联系实际,即优先选择在本地医药卫生事业发展中发挥较强科技人才支撑作用、具有领先优势和创新示范效应的医学学科。

在浙江新一轮医学重点学科中,建立了层次清晰的分级学科体系:一是省级重点学科。包括统筹配置省、市、县学科,开展资源整合的医学重点学科群；具备较好的科研基础和人才梯队，具有显著竞争优势的支撑学科；学科特色鲜明、前景较好，具有一定比较优势的创新学科；促进市域医学重点学科建设而开展的学科建设工作的省市共建学科；为县级医院专设，促进县级医院及县域医共体发展的县级龙头学科。二是省级特色学科，为社会办医专设，促进民营医院差异化发展的特色学科。三是省级临床重点专科，包括以主要常见病为重点，分五个区域建设，增强均衡可及性的区域重点专科；参照国家区域医疗中心，以地市为单位，省市共建的省级医疗中心；在省级医院建设，联合市、县级医院共建的专病研究中心。

浙江省的医学重点学科建设从 20 世纪 90 年代的 120 个重点学科发展到如今层次清晰的分级学科体系，共经历了三个阶段。第一阶段（1997—2005 年），围绕医学重点学科和医学重点扶持学科，共建设 3 批医学重点学科；第二阶段（2005—2010 年），建设第 4 批医学重点学科与扶持学科，建设医学重点学科群、省市重点学科，试点县级龙头学科和基层卫生适宜技术示范基地；第三阶段（2010 年至今），全面启动新一轮全省医学重点学科建设计划，建立层次清晰的分级学科体系，以省级重点学科、省级特色学科和省级临床重点专科为首，统筹配置省、市、县学科，创建资源整合的医学学科群，促进民营医院差异化发展特色学科，联合市、县级医院共建专病研究中心。

浙江省重点学科建设的基本内涵，主要包括：布局、方向是学科建设的依据，人才、团队是学科建设的关键，基地、平台是学科建设的依托，科学研究、技术应用是学科建设的重要载体，诚信、伦理等学术环境是学科建设的保障，转化、服务和应用是学科建设的最终目的。通过 20 余年的医学重点学科建设，实现了重点学科建设的跨越式发展,从以技术能力提升为目的的单学科建设,逐步过渡到关键性技术支撑的多学科联合,原创性突破,信息、材料、工程集成的跨学科集成,以及原始创新、多学科交叉融合的学科群发展。形成了重点学科建设的支撑平台和机制,建设了 P3 实验室、电镜中心等大装置,搭建了生物样本库、医疗健康数据库、科技研发与转化平台等大资源,形成了浙江大学、西湖大学、中科院医学所等大团队,创新了海创园、生物医药产业园等大园区。

经过 20 余年的医学重点学科建设,浙江省整体上实现了重点学科建设的跨越式发展,从以技术能力提升为目的的单学科建设,逐步过渡到关键性技术支撑的多学科联合;同时,在构筑医学高地、提高医疗水平、提升学科创新能力等多个方面均取得显著成效。委省共建医学高地,2020 年国家卫生健康委与浙江省人民政府共建国家区域医疗中心,支持建设 1 个国家医学中心、7 个国家区域医疗中心、10 个重点培育专科,重离子和质子治疗中心。医院排行榜进位领先,2019 年科技量值排行榜,浙江大学医学院附属第一医院排名第三,浙江省肿瘤医院、浙江大学医学院附属妇产科医院、浙江大学医学院附属儿童医院等 9 家专科医院被评为 A 等级。医学科技能力提升,浙江省现有省部级以上平台 90 余个,其中国家重点实验室 1 个、国家卫生健康委重点实验室 1 个、国家临床医学研究中心 3 个;年平均承担国家级科研项目 500 余项,经费 3 亿元;2017 年以来获国家级二级以上科技奖励 5 项(国家科技进步特等奖 1 项),省级一等奖 20 项。

### 三、浙江省医学重点学科建设的思考和展望

当前,浙江省医学科技发展与医疗卫生事业发展还存在一定的差距,医学科技服务民生的能力与医学科技创新活动的实力相

比还有待提高。从浙江医学科技发展的整体实力来看，医学科技自主创新能力还不强，具有国际竞争能力的领先学科比较少，难以体现科技在卫生事业发展中"自主创新、重点跨越、支撑发展、引领未来"的作用。浙江省下一步医学重点学科建设将按照"省市提质、区县扩面"的总体要求，用 3—5 年时间逐步完善"以学科为平台、以人才为核心、以教学为手段、以科研为支撑、以技术为纽带"的学科发展新格局，通过强化政府对各级医学重点学科建设的职责，进一步激发省级学科创新能力，提升市县学科特色优势，使省市县三级医学重点学科能力水平再上一个新台阶，实现创新突破。

人才是医院的核心竞争力，学科建设是人才发挥作用的阶梯。从浙江的医学重点学科建设情况看，近 50％的省级医学重点学科还缺少在国内有影响力的学科带头人。市县医学重点学科还缺乏完整的学科团队人才培养规划，40％的县级医学重点学科团队中高级职称人员只有 1～2 人，学科团队整体实力不强的现象仍然十分突出。因此，需要在省级层面全面加强浙江学科带头人和学科团队人才培养，实施"学科带头人培养计划"，对所有市县级医学重点学科带头人和后备学科带头人进行科研、技术和管理的集中知识与技能等方面的系统培养培训，并为学科骨干人才提供学习进修机会。

建立分级学科体系是合理配置学科资源和促进学科长远健康发展的有效措施。传统的医学重点学科建设，以单位为主，注重的是学科个体的发展，学科建设存在"孤岛化"现象。部分医院没有为临床医生进行临床研究提供成熟的、综合的平台或系统，在进行多中心协作、协同临床研究时，尚缺乏机制。因此，浙江省迫切需要建立完善医学重点学科之间协同协作的配套政策，重点是通过政策的引导,结合医联体、医共体建设要求,在学科建设考核中加入学科帮扶、适宜技术推广应用、学科社会服务等"跨学科"和公益性考核指标。同时,鼓励和支持医学重点学科之间开展以技术、教学、科研帮扶指导为基础的紧密型合作,鼓励开展学科纵向合作机制,探索开展学科联合体建设,优化区域医疗设备、人才、技术资源配置,引导各类学科资源在各级各类医学重点学科之间共享和流动,使医学重点学科建设逐步在一个学科建设的大体系中共同推进,不断强化重点学科社会服务意识和能力。

学科建设是医院发展的基石。当前我国医学科技创新动力不足,创新体制不健全,创新的激励机制不完善。因此,以重点学科建设作为建立制度、健全机制的有效平台载体,成为当前促进医疗服务能力提升和推动医学科技创新水平的现实途径。医学重点学科的建设,既不是专科建设,也不是实验室建设,而是教学、科研、医疗的综合能力的全面建设和提升,具体而言就是要推动学科形成 2~3 个特色明显、优势突出、基础扎实的应用研究方向,使重点学科逐渐成为科研创新、学术交流、人才培养、临床服务的重要平台,这对于医学科研和临床研究的开展都具有很强的现实意义。通过医学重点学科的建设,还要带动学科硬件设施设备的更新升级,使重点学科成为实验设施、生物样本资源、文献系统、实验动物和重要仪器设备的综合应用和共享服务平台,成为新技术和适宜技术推广应用的转化平台。

重点学科的经费投入大、关注度高,对学科全程管理的要求更加严格。浙江省在已经出台《浙江省医学重点学科建设管理办法》和《浙江省医学重点学科考核评估指标体系》的基础上,进一步修订有关考核评价指标,对重点学科的建设情况予以评估。完善浙江省医学重点学科网,实现申报评审经费使用、信息公开与考核验收等各项学科建设工作的全过程监管。逐步建立财政部门对学科建设经费投入的长效机制,使医学重点学科建设为医药卫生科技创新和卫生事业发展提供有力支撑。

展望"十四五",浙江省医学重点学科建设将着力在以下四个方面发力:一是坚持唯实唯先,勇担"三地一窗口"使命担当,建设生命健康创新高峰、高地;二是努力创新领先,对标国际、国内领先,注重原始创新和原创突破;三是积极交流互促,加强国际、国内交流合作,融入"长三角"医学重点学科建设体系;四是提升综合转化,支撑整合型医疗健康服务体系、提高医疗技术质量水平、促进生命健康产业发展。

# 第二节　卫生健康人才培养

## 一、卫生健康人才培养的背景

医药卫生人才是推进医疗卫生事业改革发展、维护人民健康的重要保障。高素质卫生人才在临床、科研、团队人才培养等方面有较高显示度和贡献度,是医疗技术水平的提升、卫生健康领域创新发展的关键资源,也是健康事业和健康产业发展的核心驱动。浙江省历来重视卫生人才培养。2003 年,时任浙江省委书记习近平提出了"八八战略",要"进一步发挥浙江的人文优势,积极推进科教兴省、人才强省,加快建设文化大省"。文化大省包括"四个强省",即教育强省、科技强省、卫生强省、体育强省。2006 年,浙江省提出科教兴卫发展战略,全面推进实施卫生强省,即以重点学科群、科技创新平台、重大科技项目、高层次人才培养、乡村卫技人员素质提升、专科医师培养、继续医学教育、数字卫生建设等八个重点项目为抓手,实现浙江省卫生科技创新能力和人才队伍素质的全面提升。着重围绕人才"培养、吸引、使用"的三大环节,制定和完善相关政策措施,优化人才队伍结构,重点培养一批能参与国内外科技竞争的高素质创新人才和创新团队。同年,启动了首批浙江省卫生高层次创新人才选拔,共遴选培养 22 名培养对象。2013年,为充分发挥人才在卫生事业改革发展中的引领支撑作用,加快推进卫生健康领域科技创新,浙江省启动实施卫生高层次人才培养工程,即"325 卫生人才培养工程",选拔培养 30 名卫生领军人才、200 名卫生创新人才和 500 名医坛新秀。

"十三五"以来,浙江省继续坚持健康优先发展战略,全面推进高水平健康浙江建设,贯彻落实"人才强省、科技强省"战略,实施"医学高峰"计划,聚力打造生命健康科创高地。通过内培外引,加快培养集聚卫生高素质人才,为浙江卫生健康事业高质量发展持续赋能。截至 2020 年底,全省卫生人才总数 65.98 万人,比 2015年增长 34%;全省医疗卫生单位共引进硕博士人才 4491 人、副高及以上职称人数 635 人、海归人才 146 人,较 2019 年增长 5%。据中国科协统计,2018 年以来,浙江省成为医疗卫生与大健康科研人员的主要净流入区域,居于北京、上海之后,其中杭州、宁波两市位列全国医疗卫生与大健康科研人员净流入城市的前十名。

随着浙江省经济社会的飞速发展,人民生活水平不断提高,健康理念不断深入人心,人们心理行为和生活方式的改变引起了健康和疾病谱的变化,人们对医疗健康服务的需求也在不断变化,总体上追求更高质量和效率,这些都对卫生健康人才的需求量和人才质量提出了新要求。

## 二、浙江省卫生健康人才培养的实践

浙江省卫生健康人才培养的原则,是围绕卫生健康事业发展的需求,促进发展,以用为本,创新机制,坚持高端引领,重点培养顶尖才人、创新人才和青年人才,培养一支具有现代化竞争力的高素质卫生人才队伍。近年来,浙江省以医学人才培养工程为抓手,以创新平台建设为载体,不断创新人才培养机制,完善人才评价服务体系,医学人才培养成效显著。

### (一)深入实施卫生高层次人才培养工程

人才项目工程是集中培育人才的重要手段。自 2013 年开始,浙江省开始实施"卫生高层次人才培养工程",成为浙江省专业人才队伍培养的品牌项目之一。为确保工程的顺利实施,浙江省卫生厅和财政厅共同制定下发了《浙江省卫生高层次人才培养工程实施办法》《浙江省卫生高层次人才培养工程资金管理暂行办法》。浙江省卫生计生委印发了《浙江省卫生高层次人才培养对象培养期满考核指标(试行)》等政策文件,明确了人才工程的工作目标、选拔范围、条件程序、管理考核、保障措施和经费使用管理要求。"卫生高层次人才培养工程"分三个层次进行人才选拔培养:"领军人才"——主要遴选浙江省医疗卫生健康领域取得突出成绩,在国内有较高的知名度,紧跟医疗卫生前沿,引领国内外先进水平的领军型人才;"创新人才"——遴选培养有较高学术造诣,能成为省部级学术技术带头人的卫生创新人才;"医坛新秀"——遴选培养专业基础扎实、富有发展潜力,能成为各级后备学术技术带头人的卫生人才。前两类人才培养周期为 5 年,医坛新秀培养周期为 3 年。

2019 年,根据国家和浙江省卫生人才发展规划要求,为进一步加强人才培养力度,在总结"325 卫生人才工程"的基础上,浙江省启动实施新一轮卫生高层次人才培养工程,在五年内,全省分批培养 50 名领军人才、500 名创新人才、1000 名医坛新秀,即"551 卫生人才培养工程"。浙江省卫生健康委会同省财政厅制定了《浙江省新一轮卫生高层次人才培养工程实施办法》,对领军人才、创新人才、医坛新秀三种类别人才赋予明确的定位、培养目标及任务要求,其中领军人才主要突出其对全省临床与学术的引领作用,以及带领团队在高峰高原建设中的地位作用;创新人才突出其创新能力、专业优势以及发展潜力,能够成为学科学术带头人;医坛新秀突出培养其临床技术能力和综合素质,使其成为临床骨干型人才。浙江省进一步优化培养体系,充分发挥用人单位的主体作用,采取集中组织与自主选择相结合的培养培训方式,注重理论与实践的融合、临床与学术的兼顾、综合素质与专业能力并重,培养方式、内容更加符合培养对象需求;进一步创新评价体系,细化量化了各类高层次人才培养对象的申报条件和期满考核标准,具有可选择性、可操作性和可评价性,能够多元化、全方位地客观评价人才。

浙江省"卫生高层次人才培养工程"实施以来,共选拔 4 期领军人才 43 名,8 期创新人才 305 名,4 期医坛新秀 623 名。在人才层次提升、临床业绩、科研成果、团队建设、人才培养和学术影响力等方面取得显著成效,累计获得 451 个省部级以上人才称号,获得省部级以上科研项目 788 项,科研经费 4.5 亿元,发表学术论文 3056 篇,其中 SCI 收录论文 1590 篇,获得省部级以上科技奖励 310 项,推广新技术新方法 600 余项,服务门诊 150 余万人次,住院 80 余万人次,手术 12 万多台,为浙江省卫生高层次人才队伍建设发挥了积极作用,成为卫生人才培养的金名片。2020 年,被省委组织部列入浙江省高层次人才分类目录,已入选的卫生高层次人才可以享受一系列人才福利政策。

**(二)通过卫生科技创新平台集聚培养人才**

浙江省通过卫生科技创新平台筑巢引凤,大量引进具有创新潜力的卫生高素质人才,同时坚持以用为本,培养和储备本土人才。在高校附属医院等省级医疗卫生机构,通过重点实验室、重点学科等汇聚省级及以上创新平台负责人,培养具有学术创新力的学科人才。浙江省共有省级学科人才238人,主要集中在肿瘤学、眼科学、儿科学、普通外科学等领域,为浙江省高发、多发疾病领域,或为浙江省优势学科领域。通过省市共建学科或县级医学龙头学科等培养市县学科带头人231名,分布在全省67个市县区,覆盖全省74.4%的市县。其中,杭州市和宁波市医学人才最多,为市县医疗卫生单位培养了一支能高效服务临床,并有一定技术创新能力的骨干人才队伍,增强了县域医疗卫生人才实力。

2019年,浙江省启动实施"医学高峰"计划,与中国科学院开展院省合作共建中国科学院基础医学与肿瘤研究所,与国家卫健委开展委省合作共建8家国家区域医疗中心。为加快高能级平台的人才引进,浙江省人才办、省财政厅、省卫健委等部门创新出台了一系列人才政策,给予专项人才经费支持,给用人单位充分的自主权,优化人才评价体系,重点引进掌握核心关键技术的顶尖人才、符合高质量发展需求的急需紧缺人才,必要时实行"一人一策"。对海外高层次人才在人才福利政策支持的基础上,对海外引才计划、鲲鹏计划等人才项目计划在科研经费、团队建设方面给予专项支持,保障人才团队开展科研攻关。卫生高素质人才引育进入了快车道,人才的大量汇聚又有效推动了学科、平台的发展。以浙江大学医学院附属第一医院为例,2019 年至今,浙江大学医学院附属第一医院共引进海外高层次人才为代表的顶尖人才 32 名,本土培育的国家级人才 8 名,预计两年内该院专职科研人才可以达到10％的比例,累计承担国家级重大重点课题 18 项,牵头全球多中心临床研究 22 项,获得国家专利 66 项,发表高水平论文 40 篇,展现出蓬勃的创新活力。高素质人才推动了医院高峰学科优势不断拓展,综合实力与行业影响力持续提升。2020 年,在国家三级公立医院绩效考核中,该院名列全国前 1％,在 STEM 排行榜中进入了全国前三,在复旦大学医院管理研究所发布的《中国医院综合排行榜》中连续多年名列国内前茅,普通外科、血液科、肾脏病科、临床药学等多个学科进入全国前五或者前十。

### 三、浙江卫生健康人才培养的经验和展望

浙江省卫生健康高素质人才队伍的建设得益于浙江省委省政府一以贯之的人才战略顶层设计,得益于卫生健康事业发展的科学规划,得益于持续的人才政策和机制创新。经过多年的人才引育,浙江省的卫生人才队伍呈现出以下特征:

### (一)国家级人才总量居全国前列,省级以上人才呈现区域性、专业性集中分布

截至 2020 年,浙江省卫生健康领域共有国家海外引才计划、长江学者、国家杰青等各类国家级人才 300 余人,其中院士 10 人。有浙江省特级专家、省海外引才计划、省"151"人才等省级人才1006 人。从区域分布来看,国家级人才主要集中在省级医疗卫生健康单位,占 80.4％,其中浙江大学系统人数最多(125 人,占41.6％)。从专业分布来看,以临床医学人才为主,占 54.7％,集中在心血管病学、呼吸病学、肾脏病学、感染病学、普通外科学、骨科

学、心胸外科学、麻醉学等临床专业；基础研究医学人才占19.6%，中医人才占8.3%，公共卫生人才占6.3%，药学人才占6%。

**（二）青年人才已成为医疗卫生单位中坚力量。浙江级医院青年人才学术能力较强，在医学研究领域占比较高**

以浙江大学附属第二医院为例，2015—2020年共立项国家自然基金项目585项，其中青年基金项目有286项，占总数的近50%。近年来，浙江省通过卫生高层次人才培养工程，为基层培养40周岁以下、具有较强临床技术能力的医坛新秀，共资助市县医坛新秀265人，占培养人数的63%。

**（三）卫生人才成果产出总量居全国首位，专利申请数增长迅猛**

近年来，在浙江省医药卫生科技领域，高素质卫生人才产出了大量优秀成果，总量和增速居全国首位。根据CNKI数据库资料，2016—2018年，浙江来源于地方科技计划的成果共有1722个，来源于国家科技计划的成果共有157个，成果总数居全国首位。根据国家知识产权局大数据库检索发现，浙江省近年来专利申请数量逐年增长，总申请量达到29970项，2020年全省每万名卫技人员专利数达到105项，是全国的4倍，较2017增长56.7%，年平均增长率达到18%。

浙江省人才队伍建设取得了显著成效，但是仍然存在不平衡、不充分的问题，比如人才规模和质量与发展需求不匹配，浙江省卫生健康领域顶尖人才数量相比北京、上海、广东等仍有差距。争取国家重大科研项目、重大科技成果的能力整体不强，人才质量仍不能满足省级医院医学教研的需求。市级医院的高素质人才以临床型为主，能够承担重大科研任务的学术型人才较少。而在县级及以下医院，人才短缺，"招不满人""留不住人"现象仍然比较突出；

比如高素质人才存在区域、专业发展不平衡,人才尤其是国家级人才仍主要集中在省级单位。地市级医院普遍存在高素质卫生人才引育困难的问题。从学科专业上来说,顶尖人才聚集在浙江省优势领域,如传染病学、眼科学、妇产科学等,高层次人才主要集中在浙江省高发、多发疾病领域,如肿瘤学、普通外科学、心血管病学、呼吸病学等,而部分二级学科(如胸外科学、泌尿外科)、小专科(如耳鼻咽喉科、风湿免疫学)和紧缺学科(如康复病学)人才相对欠缺。交叉学科和新兴学科缺乏有全国影响力的学科带头人。传染病相关专业高层次人才紧缺,省疾控中心国家级人才仅 3 人,省级人才中呼吸、感染、重症等仅占 3.9%。

为深入推进健康浙江建设,为浙江"努力成为新时代全面展示中国特色社会主义制度优越性的重要窗口"、高质量发展建设共同富裕示范区提供卫生人才支撑。针对当前高素质卫生健康人才队伍培育中存在的问题,围绕卫生健康发展"十四五"规划,浙江省将继续从以下几点加强人才培育:

一是通过各类人才项目加大培育、提升本土高端人才层次。继续加快推进高能级创新平台建设,打造引才、育才、用才的强磁场。在省鲲鹏计划、省特级专家等各类省级人才项目中对卫生健康领域人才予以倾斜。大力实施新一轮高层次卫生人才培养工程,根据三类人才的特征,选拔领军型、创新型和临床型实用人才,同时注重单位和专业平衡,加强对基层人才的支持。通过拓宽培养渠道,创新培育模式,加强人才服务和交流,提升人才的综合素质。

二是加强中青年人才、紧缺人才、新型人才全方位布局。提高中青年人才在各类人才、科技项目中的入选比例,给予青年人才更多的成长平台和空间。统筹布局紧缺人才,结合重大战略和发展需求加强人才引进培养，在薄弱学科、紧缺专业上补齐短板，如新冠肺炎疫情暴露出浙江省在传染病防治、公共卫生领域人才的短缺，需加快打造一支高素质的公共卫生人才队伍。提前布局培养和引进医学新材料、人工智能等前沿新兴学科以及"临床＋公共卫生"、"医学＋工学"等复合型学科交叉人才，制定特殊人才支持政策，有针对性地降低引进和培养门槛。

三是强化人才服务保障。落实人才优先投入保障的理念，让高素质人才"引得进、留得住、用得好"，在薪酬分配上充分体现人才技术含量和劳务价值激励。帮助解决好人才的项目申报、成果转化、住房福利、子女就学、医疗保健等政策衔接问题，尽量提供"零上门"服务，打造优质人才生态环境和服务体系。

四是加快创新人才评价体系。树立一线评价（评价注重临床能力和贡献度）、团队评价（突出带领团队取得重大科研成果和提升临床服务能力）和绩效评价（体现专业需求、技术能力、学术水平和工作业绩）导向，加快完善涵盖医德诚信、临床业绩、科研教学、技术创新、社会服务、团队能力等内容的综合评价体系，使人才评价更全面、客观、科学，培养推动高质量发展的适宜人才。

预期到 2025 年，浙江省高素质卫生人才队伍提质增量，国家级人才将达到 350 人，卫生科技创新能力进一步增强，卫生健康事业现代化初显成效。

## 第三节　浙江省医学教育创新发展

浙江省高等院校数量总体不多，其中开展医学人才培养的高校数量比兄弟省份更少。面对人民群众日益增长的卫生健康服务需求,浙江省医学人才缺口巨大,特别是高素质医学专业人才和基层医学人员更加紧缺。在 2020 年国务院办公厅发布医学教育创新发展指导意见之后,如何政府主导、行业联动、社会参与全面做好医学教育工作就成为社会关注的焦点。

从院校教育到毕业后培训再到继续教育,浙江省委、省政府一直高度重视医学人才培养。设计规划医学人才培养培训计划,实现了全省卫生专业技术人员全人群全职业周期覆盖。

**一、深化医教协同,支持和鼓励符合条件院校和专业设置,加大医学人才源头供给**

随着浙江省经济社会发展,卫生健康事业发展取得长足进步,人民群众医疗卫生服务需求不断提升,但是也面临着医学人才缺乏、发展后劲不足的问题,医学人才培养源头供给不足问题日益显现,"引人难、用人难、留人难"成为医疗卫生机构普遍难题。新冠肺炎疫情防控也暴露出浙江省基层医学人才特别是公共卫生人才严重不足,无法与浙江省"重要窗口"和"走在前列"的发展定位相适应,这些都成为制约浙江省卫生健康事业高水平持续发展的主要瓶颈。

浙江省卫生健康委和省教育厅持续加大协作共建,深化医教协同,科学规划布局医学院校和专业,协商招收计划,落实定向培养,补齐医学专业人员队伍缺口。全省开设医学专业院校共 18 家,仅"十三五"期间,就新增医学类本科和高职专业 38 个,年培养医生职业方向的医学生 5500 余人,其中紧缺专业 17 个,包括预防、卫生检验、儿科、麻醉科等,年培养紧缺专业医学生约 1400 人。此外,每年还培养护理方向的本科、高职和中职人员约 8000 人,成为浙江省医疗卫生机构医护人员招聘的主要来源。

但也存在一些问题和困难,主要表现在以下方面:

总量供给不足。浙江医学生培养总规模仅为江苏的 60%,安徽的 70%。医学专业年招生数仅占全省高校总招生数的 2.5%,在全省 12 个专业大类中倒数第一。医学生定向培养 1400 人/年,仅占全省医学类高校招生总数的 1/4 不到,承担院校 10 家,仅占全省医学类高校总数约 1/2。全省公立医疗机构招聘临床医生需求约 11000 人/年,其中基层医疗机构约 4000 人/年,实际招聘到岗的临床医生为 7200 人/年,基层到岗约 1400 人/年。全省医疗机构人员招聘缺口大,公立医疗机构每年招聘缺口达 35%,其中基层医疗卫生机构缺口为 60%。基层每年招聘人员几乎全部为定向生,如果仅依靠定向培养,基层卫技人员缺口要 15 年才能补足。大量的外省院校毕业生对于医务人员队伍稳定产生不可预测的影响。

结构问题突出。一是公共卫生人才尤为稀缺。按照国家 1.75 名疾控人员/万常住人口的配置要求,全省疾控系统尚缺 4170 人,加上退休 400～500 人/年,预计 5 年缺口为 6000 人。但全省只有 6 家高校开设预防医学专业,每年毕业约 350 人,不能完全满足用人需求,缺口至少要 15～20 年才能补齐。二是紧缺专业缺口严重。麻醉学、精神病学、病理学、康复医学等紧缺专业人才严重缺乏,按国家配比要求,麻醉学缺 1460 人,精神病学缺 570 人,病理学缺 1800 人,康复医学与江苏省相比缺 370 人。然而这些紧缺专业,浙江省基本没有开设,只有温州医科大学开设麻醉学专业,每年招生仅 100 人。三是基层缺乏稳定的医生来源。高等院校专业目录中没有全科专业,到基层从事全科工作大多是去不了医院的医学生,成为制约全科医生来源和质量的主要原因。

培养质量有待提高。据医疗机构用人单位反映,刚进岗的医学毕业生普遍缺乏临床实践能力,这与部分高等医学院校缺乏充足的临床实践基地,缺乏临床一线经验丰富的专业师资,忽视医学生实践能力培训有关。2020年新冠肺炎疫情防控工作也暴露出浙江省医务人员,特别是基层医生医防脱节的"两张皮"现象仍然存在,究其原因是高等院校教育长期执行专科化培养理念,注重学科系统的理论教学,"防"的概念被忽视。同时,一些院校的预防医学专业甚至被取消了临床实习,对于培养医防整合的复合型人才无疑是雪上加霜。

针对以上问题,结合国务院办公厅发布的《关于加快推进医学教育创新发展的实施意见》,浙江省将从以下几个方面加快推进医学教育创新发展。

一是加大医教协同力度。教育与卫生健康行政部门进一步完善常态化的联席会议机制,加大医学类普通高校和研究生招生、院校临床教学基地、医学院校教育质量评价等方面的工作互动,齐抓共管,推进医学教育改革与发展。

二是优化医学教育资源配置。鼓励增设医学院校和专业,增加医学类招生计划,优化专业结构,明确各院校定向培养占总招生计划比例;按照急用先行的原则,在紧缺急需专业设置和招生规模上予以倾斜,早日实现浙江省本土培养医学生按需定招、自给自足。

三是持续提升教学质量。遵循医学教育规律,紧密结合行业需求特点,科学修订医学生培养方案,严格毕业标准。推进基础与临床、临床与预防的融合,加强面向全体医学生的全科医学教育,实施全科医学专业探索。严格临床实习实训制度,强化临床实践教学,提升医学生临床思维和解决实际问题的能力。以应届毕业医学生的执业医师考核和岗位胜任力来评价培养院校的教学质量，作为核准该校次年招生计划的依据。

**二、规范实施毕业后医学教育，不断提升培训质量，加强教学内涵建设，提高医师岗位胜任能力**

浙江省人民政府把住院医师规范化培训和专科医师规范化培训纳入医学教育体系建设的重要组成部分。浙江省卫生健康委根据省政府和国家卫生健康委科教司要求，在住培专培等培训工作实施、基地管理、考核评估、学员待遇、师资建设等各个方面出台并落实了一系列新政策和新举措，工作重心逐渐从建制度、育基地、督经费向抓质量、强管理、促效果转变，形成了体系更完备、制度更健全、培训更优质的良好工作局面。通过培训质量专家评估、项目执行联动督查、财政经费专项审计等方式覆盖全省所有 49 家住培国家培训基地、31 个专培国家专业基地。

**（一）建立完善的培训管理机制**

（1）建立多部门协作机制。建立由浙江省卫生健康委牵头，人力社保厅、教育厅、发改委、财政厅等部门共同组成的毕业后医学教育委员会。委员会负责全省住院医师规范化培训的领导、规划、协调和监管。浙江省各市、县也相应成立了毕业后医学教育领导和管理组织，形成了多部门协同协作、联动共建的工作机制。组建住院医师规范化培训专家委员会，负责参与规范化培训相关政策研究完善，论证、审定培训学科和培训标准、培训大纲、考核大纲以及基地建设标准等。

（2）实施分级管理，明确职责。实行住院医师规范化培训"一把手"负责制，浙江省卫生健康委主任任毕业后医学教育委员会主任，分管委领导全面负责住院医师规范化培训的指导工作；科教处牵头,会同人事处、财审处、医政处等相关处室落实住院医师规范化培训具体管理工作;各市卫生健康委和各培训基地均实行"一把手"负责制,指定职能部门和具体人员负责住培管理,专职人员配置与承担培训任务量挂钩。

(3)充分发挥政策导向作用。浙江省把住院医师规范化培训工作纳入省政府目标责任制考核,并列入医改重点任务和健康浙江考核指标,有效推动了住院医师规范化培训实施。在浙江省卫健委对公立医院院长考核、医院等级评审中也包含住院医师规范化培训指标,突出了住院医师规范化培训基地一把手领导的主体责任。本项工作作为"十三五"规划和年度工作要点的重点任务,已经纳入各级卫生健康行政部门的规划和年度计划中,确保各地各单位对住培工作的实施与监管落到实处。

(4)完善教学激励配套政策。在经费保障上明确经费筹措渠道和补助标准;在人事待遇上明确培训学员人事关系、职称晋升、工资待遇、社会保障等;在考核激励上将住院医师规范化培训与学员和带教老师的职称晋升、岗位聘任等进行衔接和挂钩,有效提升浙江省住培工作管理水平。

**(二)不断提升培训质量与内涵**

(1)质控体系有效运行。浙江省卫健委组建的住院医师规范化培训质量控制专家指导委员会及 24 个专业的质量控制中心常态化运行,对全省住培 23 个专业的 695 个专业基地进行了全面评估,督导落实住培各专业的细则和基地标准,每年召开质控工作会议 60 余次,现场评估指导 100 余次,推动培训质量管控往规范化和常态化发展,把培训质量管理从原有的块状扁平化管理转变为条块结合的纵深管理,逐步深化住院医师规范化培训的内涵建设。

（2）师资培训效果明显。按照临床带教基础、技巧、内涵三个递进式模块设计，全面开展了高级师资三大模块培训，累计培训高级师资 8617 人次，将师资带教的态度、数量、质量与师资的绩效、补助、晋升、评优等挂钩结合，在基地评估时重点核查师资激励制度落实情况，医院的住培师资培训率纳入等级医院评审指标。师资培训的浙江模式得到国家卫生健康委高度认可，模块化培训模式被中国医师协会采纳推广。

（3）学员招录规范有序。住培招录工作，充分贯彻了国家卫生健康委对住培招录的要求，能提高优质资源利用，推动培训质量提升。首先在科学测算培训规模的基础上，根据培训质量、学员满意度、综合管理评估情况精准调整招生规模。遵照"质量为先、尊重志愿、交叉轮转"的原则，达到了优质资源优先使用的目标，并且实现本院学员送出去与外院学员招进来同步调节，各基地招录学员 2/3 以上为外单位和社会化学员，实现主基地整体同质化培训水平提升。

（4）考核指标显著提升。每年全省有 5000～6000 名住院医师参加国家统一组织的结业理论考核和全省组织的临床实践能力结业考核。浙江省通过统一组织考官培训，组织专家考核巡查，最大限度地保证了执考同质同标，确保了考核公平公正。考核通过率也从 2016—2017 年的全国各省第 12 位，逐步上升到 2018—2019 年的全国第 8 位，2020 年跃居全国各省（区、市）第 2 位，仅次于上海市，成为全国考核通过率提升幅度最大的省份。作为援建任务的重要组成部分，浙江省每年接受新疆、西藏和贵州等对口援建省份的住院医师规范化培训委托培养和师资培训任务，累计培养新疆、新疆兵团、西藏和贵州住院医师 234 名，在全国执业医师考试和住院医师规范化培训结业考核中,均超过送出地省区通过率30%以上,特别是西藏学员在浙江取得执业医师和住培结业两项合格率双100%通过的好成绩。

经过这些年内涵建设,浙江省住院医师规范化培训质量持续提升,取得了一定成效,累计培养合格住院医师42198人,居全国各省区第一;住院医师规范化培训结业考核通过率居全国第二;临床业务水平统考前100名基地数全国第二,住培各项指标显著提升。但仍然存在一些问题:师资教学激励力度不够、培训过程管理不精、缺乏医学人文素质培养、临床沟通技巧不熟练等。

针对这些问题,今后浙江的住院医师规范化培训,将做好以下几个方面的工作:

一是加大教学激励力度。对承担住培带教的师资,要求培训基地医院在其收入分配上给予明确的教学补助,且收入待遇不少于同岗位临床工作平均收入。鼓励基地医院在职称晋升评价体系中加大教学业绩的占比,让临床医生从"要我教"到"我要教"转变,同时强化教学绩效考核评价,让临床带教医师真正去带好教好培训学员。

二是加强培训过程管理。针对培训轮转过程中暴露出的思想重视不够,上手机会不多,独立操作缺乏的问题,以数字化改革倒逼培训管理流程变革,通过对接医院临床 HIS 系统,直接获取培训学员的临床诊疗行为关键数据信息,倒逼不负责任的培训基地给符合执业条件的学员开放临床操作权限,让学员真正在临床上实现接诊、操作、管床的培训要求。

三是提升医学人文素养。培养仁心仁术的医学人才,着力培养青年医生"珍爱生命、大医精诚"的救死扶伤精神,引导医生将预防疾病、解除病痛和维护人民健康作为自己的神圣职责。在院校教育和毕业后教育阶段,增设医学人文课程,帮助学员树立正确的医护观念,增强医护人员责任心。加强对学员沟通技巧的培训,使学员更好地了解病患心理、家庭环境等方面的真实需求,提高学员医疗服务质量。同时,增强对学员的人文关怀,进一步保障学员在培训期间的待遇,提升学员培训归属感。

四是完善协作共管机制。加强住培基地与送出单位间的合作,建立培训基地和送培单位之间合作共管和联动反馈机制,打造闭环式管理。一方面可以根据送培单位需求有针对性地提升学员专项能力水平,实现教学与实践的有机融合;另一方面可以及时掌握学员思想动态和工作生活需求,加强学员培训质量和履约监管,提升协同管理水平。

### 三、充分发挥"互联网＋"医疗健康试点省优势,运用信息化手段不断提升继续医学教育可及性、便利性和有效性

近年来,浙江省继续医学教育工作在国家卫生健康委和全国继续医学教育委员会的领导下,大胆探索,勇于创新,形成了符合浙江省实际的工作模式,全省继续医学教育工作取得了一定成效,为卫生健康事业发展提供了重要的人才支撑。

#### (一)体制机制建设不断优化

1986年,浙江省继续医学教育工作被卫生部列为试点省份,率先成立了卫生、人力社保、教育等多部门分管领导组成的省继续医学教育委员会,全省继续医学教育在省继续医学教育委员会的统一领导下开展工作,办公室设在卫生部门科教处,具体事务性工作委托浙江省医学会实施,组织体系的完善为浙江省继续医学教育工作打下了坚实的领导基础。为贯彻落实国家和浙江省卫生专业

技术人员继续教育工作要求,浙江省不断建立完善相关政策和规定,相继出台了《浙江省继续医学教育管理办法》《浙江省继续医学教育项目申报、认可办法》《浙江省继续医学教育学分授予与管理办法》等相关文件,构建了较为健全的继续医学教育政策体系;近年来,浙江省结合工作实际,紧跟形势发展变化,在原有的继续医学教育系列政策制度的基础上,进一步优化和微调继续医学教育项目申报、学分授予、项目执行和日常监管等相关制度,完善政策联动,不断提高政策支持的有效性和可行性。

**(二)科学管理不断提质增效**

为进一步提升继续医学教育管理水平,提高项目举办质量,浙江省不断加强科学监督,规范管理,确保提质增效。

一是科学运用信息化管理手段。2004 年,浙江省率先建立了浙江省继续医学教育官方网站及继续医学教育Ⅰ类学分项目管理网站,尝试运用信息化手段进行继续医学教育的日常管理,2019 年上半年浙江省完成省级继续医学教育管理系统的新一轮升级改造,实现继续医学教育项目申报、评审、立项、举办、执行、评价、核销、学分查询的全流程信息化管理。同时,浙江省将继续医学教育项目申报审批管理纳入"最多跑一次"改革事项,按照"事项要简、材料要少、次数要减"的总体要求,进一步优化项目申报和审批流程,实现申报立项的网络公布、反馈和在线查询,100%实现网上办理和"零次跑",有效提升办事管理效率。

二是严格继续医学教育项目申报认可。浙江省始终坚持把好项目申报的形式审查关、专家评审关和行政终审关,项目申报面向卫生健康"1+5"重点工作,面向临床实用、紧缺专业和重大需求,同时提升项目申报质量;在评审过程中,依据项目评审认可办法,按照公平、公正的原则，随机从专家库抽取评审专家，按专业分组通过继续医学教育管理系统进行项目打分并提出评审意见，管理系统按照评分由高到低进行排序，评审结果经继教办核准后报省继续医学教育委员会同意推荐或立项。

三是规范继续医学教育项目执行。2019年起所有项目举办须实行刷脸、身份证、指纹、动态二维码等多种签到、认证方式，主办方拍摄上传现场照片或者短视频，培训结束实行考试考核和学员评价；同时各地市和省级医疗单位继续医学教育主管部门年底前须递交项目管理质评报告，作为次年新增立项、备案项目的依据；省继续医学教育委员会办公室随机组织抽查或者暗访，对于任意变更任课教师、压缩教学时数等违规情况及时进行规范或不予核销，对不按规定执行或无故不举办的项目负责人予以取消次年项目申报资格。

四是规范学分授予管理。2019年在完成省级继续医学教育管理系统的新一轮升级改造的同时，浙江省取消纸质学分证书，全面启用"浙江省继续医学教育学分电子证书"，打通与国家级远程继续医学教育培训机构的数据传输接口，下发《浙江省远程继续医学教育课程规范（试行）》，规范网络远程课程标准，确保在浙江省开展的国家Ⅰ类和地市Ⅱ类远程项目的学时学分即时导入浙江省继续医学教育管理系统进行审核。

五是加强廉政监督。近年来，继续医学教育领域企业违规赞助问题突出，隐蔽性强，监管难度大，引起了浙江省纪委驻卫生健康委纪检监察组的高度关注。针对这一现象，浙江省紧扣继续医学教育的公益性原则，2019年起开始实行合同制管理，与项目主办单位和负责人签订《继续医学教育项目执行承诺书》，合同书填报须明确项目经费来源、经费收入和支出预算、支付途径和标准,明确廉政规定,禁止收受企业及相关利益方的各种赞助和有偿服务,降低了继续教育项目执行中的廉政风险。

### (三)改革创新取得明显突破

2019 年 9 月以来,浙江省按照国家卫生健康委办公厅《关于落实为基层减负措施改进继续医学教育有关工作的通知》的总体要求,充分发挥互联网培训优势,按照公益性为主、高质量发展、多资源整合、系统化运作的思路,着力构建融网络化、数字化、远程化为一体的"浙卫学习培训"平台。2020 年,平台上线项目 1000 余项,线上培训医务人员近十万人次。这项创新改革被国家卫生健康委科教司列入为基层减负改革工作试点省份之一,既高度契合新冠疫情防控期间继续医学教育的工作要求,又让卫技人员获得了与城市大医院同质化的高质量培训,实现了传统面授和远程继续医学教育优势互补,更为浙江省基层卫技人员的继续医学教育提供了极大的便利,节约了大量线下面授办班学习的人力成本和经济负担。

### (四)全员培训助力疫情防控

2020 年新冠肺炎疫情暴发以来,浙江省根据《国家卫生健康委科教司关于加强防控新型冠状病毒感染的肺炎医务人员培训工作的通知》(国卫科教教育便函〔2020〕16 号)要求和疫情防控实际,第一时间下发《关于进一步加强防控新型冠状病毒感染的肺炎医务人员培训工作的通知》,迅速组织浙江省各级医疗卫生健康机构医务人员通过国家卫生健康委能力建设和继续教育中心、华医网、好医生网、浙江省医学科技发展中心等远程学习平台,在线开展防控新型冠状病毒感染的肺炎全员网络培训,累计培训各类人员 88 万余人次。此外,北京、上海、天津、江苏、新疆、湖北等 23 个省(区、市)和香港特别行政区的部分医务人员也参加了浙江省的系列培训,为打赢新冠肺炎疫情防控阻击战提供了重要的人才支撑保障。

◆◆ 案例 7-1

### 构建高能级创新基地　引进中国科学院肿瘤与基础医学研究所

2019 年 5 月 8 日,浙江省人民政府与中国科学院正式签署医学合作协议,以浙江省肿瘤医院为基础,共建"中国科学院肿瘤与基础医学研究所、中国科学院大学附属肿瘤医院、中国科学院大学杭州临床医学院"。至此,中科院医学所宣告成立。

两年来,全面推进中科院医学所建设与健康中国建设、与实现生命健康领域科技自立自强紧密衔接,边建设、边招聘、边科研、边产出,敢于迎接挑战,勇于战风斗雨,取得了重要阶段性成果。中科院医学所一期项目 2020 年 9 月投入使用,项目落地之快,展现了浙江速度。目前,中科院医学所正着力推进二期项目建设,其中 2 万平方米过渡实验房将于 2021 年底投入使用,启动医学所西侧 20 万平方米研发中心建设,2023 年交付。

两年来,中科院医学所的人才引进同样在提速,人才高地集聚效应显现。已引进 6 位院士,其中全职 2 名、柔性 4 名。已招收师生 200 余人,其中获"鲲鹏计划"1 人、省千人计划 5 人、省卫生领军人才等层次 6 人,数量居全省生命健康领域前列。获批国家博士后科研工作站和浙江省优秀博士后科研工作站。科研攻关获多项成果,快速核酸诊断试剂科研项目成功获国家药监局批准,一体化多通道新冠病毒核酸检测设备和试剂成功向市场推广,核酸检测时间压减到 30 分钟以内。国产 ECMO 科研攻关,其主机产品获国家、省科技计划立项,推荐进入国产高端医疗装备目录……中科院医学所会同国内龙头企业及机构在新药研发、诊断试剂、肿瘤疫苗研发领域,开展"卡脖子"技术攻关;制定了一系列科研管理办法,鼓励和推进科技成果转移转化。

两年来,重大平台建设提档升级,成果也已初现。中科院医学所已累计投入 6000 万元建设肿瘤生物样本库,配置 1200 万份储存量的自动化冷库及样本处理系统。成立全球首个核酸适体筛选中心,并获批核酸适体浙江省工程中心和核酸适体与临床诊治重点实验室。与杭州医学院联合申请的大动物 P3 实验室已获国家发改委、科技部立项,全面启动科技成果转化平台、钱塘实验室建设。先后被评为浙江省首批新型研发机构、杭州市十大新型研发机构。新一代小型化重离子装置已经在中国科学院大学附属肿瘤医院(浙江省肿瘤医院)部署,重离子医学大楼于 2021 年 4 月 30 日奠基建设,可在三年后投入运行使用。中科院医学所和近物所在钱塘区共建的杭州重离子研发中心,总投入 3.5 亿元,占地 25 亩,建立重离子加速器全国控制中心、网络总部和大数据中心,目前已有 20 余人研发团队入驻。

下一阶段,中科院医学所将增强工作合力,加强与国家和地方有关部门对接,落实机构、编制、经费等各项政策,不断增强中科院医学所自我发展、自我运行的能力;加强人才引进,着力引进一批高水平院士团队及高层次人才团队,全面打造生命健康领域的人才策源地,成为名副其实的国字号平台;加快项目建设,持续推动二期项目和高水平科研平台建设,力争二期项目在 2023 年全面投入使用,同时以钱塘实验室建设为载体,争创分子医学国家重点实验室,进一步集聚创新资源和要素。结合中国科学院大学肿瘤医院的临床实践,进一步加快肿瘤等医学前沿诊治的产学研一体化成果的落地。

案例来源:浙江省卫生健康委

**案例简析** >>>

引进大院名所是浙江省委省政府实施"健康浙江"战略的重大举措之一。浙江引进中国科学院优质医学资源,为浙江优秀医学人才引育、科技创新、科研攻关、重大平台建设等方面都注入了新的动能和活力。相信在不久的将来,中国科学院大学肿瘤医院在分子医学国家重点实验室、加快肿瘤等医学前沿诊治产学研一体化等方面一定能够取得更多更大的成绩。

## ◆ 案例 7-2

### 率先启动科技改革国家试点 打造卫生健康科技研发转化平台

按照国家卫生健康领域科技体制改革试点工作的要求,加速卫生健康科技研发转化,实现医产学研用紧密结合,为促进卫生健康科技成果转化为现实生产力,推动"健康浙江"建设,浙江在全国率先搭建起中国(浙江)卫生健康科技研发与转化平台,作为全国唯一的综合性科技成果转化改革试点省份被列入国家卫生健康科技体制改革试点,并被列入了 2019 年浙江省政府"五个千亿"投资工程和全省科技体制改革重点工作。

浙江省卫生健康委出台了一系列技术评估、横向课题认定、医院科技成果绩效考核等鼓励创新的政策措施,并根据"最多跑一次"改革要求,开发提供 20 多种一站式科技服务项目,汇聚起医疗机构 750 余家,专利 4800 余项,企业 1200 余家,服务医务人员 20 余万人次,推动 33 家医院成果转化,转化成果 105 项,估值超过 15 亿元,成为全省最大的卫生健康科技资源汇聚地和产业服务平台。

目前,平台已建立了线上线下一体的运行机构,微信公众号总浏览量 30 万人次以上,建成专业场馆面积达 2000 平方米,主办全省健康产业科技成果投融资会 3 场,联合省级医疗卫生单位以及杭州、绍兴、湖州、嘉兴等地市举办成果对接会 27 场,推荐项目 450 余项,成果成交比例 9.5%,知识产权交易金额 3500 余万元,科技成果转移转化金额超过 10 亿元。同时,与芬兰、比利时、以色列等国家建立紧密合作关系,未来还将在生物医药产业园打造 20 万平方米孵化空间。2019 年,省卫生健康委与余杭区人民政府签订战略合作协议,平台在余杭经济技术开发区顺利落户并实现实体化运行,在医学成果孵化、医疗技术创新、临床转化应用、公共平台建设、助推产业发展等方面展开深入合作,实体运行半年多来,帮助余杭经济技术开发区引进落地企业 7 家,估值超过 7 亿元。

浙江省改革试点工作成效显著,吸引了国家卫生健康委人才中心、华西医院等单位实地考察。2019 年 11 月,国家卫生健康委评估组考察后认为平台极大地激发了医疗领域的创新活力,真正打通了转化闭合链条,对全国具有借鉴意义,成为名副其实的国家级卫生健康科技体制改革试点样板。下一步,平台将进一步实施数字化行动,推进实体化运作,加强与余杭经济技术开发区合作,为园区企业提供高效服务,在临床试验、知识产权、医疗器械等领域,集聚更多优惠政策,加大对创新产品扶持力度,进一步激发成果转化积极性,提高研发转化效率。

案例来源:浙江省卫生健康委

**案例简析** >>>

"国家试点"彰显了浙江"干在实处,走在前列,勇立潮头"的使命与担当,也有力推动了"健康浙江"建设。浙江通过健康领域科技体制创新,建立卫生健康科技资源汇聚地和产业服务平台,加强与欧洲发达国家的合作与联系,强化与省内地方政府的合作,在医学成果孵化、医疗技术创新、临床转化应用、公共平台建设、助推产业发展等方面取得了良好的合作成效,为"健康中国"建设提供了浙江方案与浙江范本。

## ◆◆ 案例 7-3

### 拥抱"互联网＋"创新继续医学教育模式

#### 浙江省着力为基层卫技人员减负

2019 年 9 月,浙江省按照国家卫生健康委办公厅《关于落实为基层减负措施改进继续医学教育有关工作的通知》要求,着力对全省继续医学教育模式、内容及管理方式进行改革,不断创新继续医学教育形式,提升继续医学教育培训质量。结合"互联网＋医疗健康",在全国率先建成集培训、管理、服务于一体的"浙卫培训学习"平台,得到了国家卫生健康委的高度认可,列入全国继续医学教育改革和基层减负试点省份,试点经验在 2020 年全国医学教育管理干部研修班上做交流。

一是创新继续教育形式,设立全国基层减负试点。2020 年,全国首个融合网络化、数字化、远程化为一体的综合学习平台——省级卫生健康"浙卫培训学习"平台正式运行。该平台以全省卫生专业技术人员、医疗单位、学术团体等为服务对象,为开展培训学习、教学管理、教学服务提供信息化技术平台,使各级卫生专业技术人员特别是基层卫技人员的职业生涯得到提升发展,是"互联网＋"医学教育设想的真实体现。全年该平台共上线项目1021个,全省各级医疗机构医务人员在线参加继续医学教育近10万人次,解决近7万名基层卫技人员的工学矛盾问题,相比往年大量线下面授办班学习的人力成本和经济负担,全省节约了2.5亿元的面授班学习支出。该平台的推出获得了基层卫技人员的一致好评,使他们享受到大医院同质化的高质量培训,足不出户就能修满全年学分。

二是深化继续医学教育模式,实行线上、线下一体发展。按照"线上线下一体发展、逐步提高线上项目比例"的发展目标,全省推行网络远程学习和线下面授培训相结合的继续医学教育模式。通过鼓励远程项目申报,2020年省级继续医学教育远程精品项目立项752项,占比57%,同比2019年立项56项提升了12倍。同时,根据新冠疫情防控要求,全省大力鼓励继续医学教育线下项目转为线上举办,各级医疗机构积极响应,293个省级面授项目变更为线上远程举办,实现了传统面授和远程继续医学教育优势互补,满足不同层级、不同人群卫生专业技术人员学习需求。

三是开展继续医学教育项目申报"零次跑",实现继续教育项目网上"闭环管理"。2019年8月以来,继续医学教育项目进一步优化项目申报方式和审批流程,同步取消纸质报送,实现所有申报材料均通过网络在线递交,申报项目经形式审查、专家评审、行政立项后通过网络公布、反馈和在线查询,项目执行推行刷脸、指纹、动态二维码等多种认证和考核评价方式,100%实现网上办理和"零次跑"。对继续医学教育管理的各个模块进行了"一站式"管理,在同一平台实现了继续医学教育项目立项申报、学分管理、统计分析、教育学习、考勤登记、评价管理等模块功能,节约了学员及管理人员的时间、人力与财力成本,有效提升办事效率,切实体现为基层减负。

案例来源:浙江省卫生健康委

## 案例简析 〉〉〉

创新继续医学教育形式是新时代提升医护人员素质和能力的重要途径。浙江省发挥首创精神,创新继续教育形式,设立全国基层减负试点;深化继续医学教育模式,实行线上、线下一体发展;开展继续医学教育项目申报"零次跑",实现继续教育项目网上"闭环管理"。这些创新举措都为其他省(区、市)提供了"浙江经验",彰显了浙江的创新气质和改革担当。

## ◆ 本章小结

本章结合习近平同志在浙江工作期间提出的要建设"卫生强省",以及后来成为浙江"四个强省"战略之一为开篇,介绍了浙江省医学重点学科建设,卫生健康人才培养,以及医学教育创新发展,阐述了建设"健康浙江"关键在人才。浙江省医学重点学科建设起步早、工作实、效果好,较早建设了覆盖省市县重点医学学科体系,为浙江建立优质高效的医疗卫生服务体系奠定了基础。浙江省卫生健康人才培养的原则,是围绕卫生健康事业发展的需求,促进发展,以用为本,创新机制,坚持高端引领,重点培养顶尖才人、创新人才和青年人才,培养一支具有现代化竞争力的高素质卫生人才队伍。浙江在培养卫生健康人才方面进行了卓越的探索和实践,为其他省(区、市)提供了借鉴和参考。在医学人才培养方面,浙江省多措并举,从院校教育到毕业后培训再到继续教育,设计规划医学人才培养培训计划,实现了全省卫生专业技术人员全人群全职业周期覆盖。

◆◆ **思考题**

1.浙江省医学重点学科建设是如何助力浙江高质量发展的？

2.浙江省医学教育创新发展具有哪些内涵与特征？

3.请你谈一谈浙江省卫生健康人才培养具有哪些具体实践举措？取得了哪些成效？

◆◆ **拓展阅读**

1.浙江省人民政府办公厅关于加快推进医学教育创新发展的实施意见,浙江省人民政府办公厅文件,浙政办发〔2021〕23号,浙江省人民政府办公厅,2021-04-30.(http://www.zj.gov.cn/art? 5/10/art_1229017139_2284112.html)

2.习近平.为建设世界科技强国而奋斗——在全国科技创新大会、两院院士大会、中国科协第九次全国代表大会上的讲话.人民日报.2016-06-01(02).

绿水青山可带来金山银山,但金山银山却买不到绿水青山。绿水青山与金山银山既会产生矛盾,又可辩证统一。在鱼和熊掌不可兼得的情况下,我们必须懂得机会成本,善于选择,学会扬弃,做到有所为、有所不为,坚定不移地落实科学发展观,建设人与自然和谐相处的资源节约型、环境友好型社会。在选择之中,找准方向,创造条件,让绿水青山源源不断地带来金山银山。

——摘自 2005 年时任浙江省委书记习近平发表于《浙江日报》"之江新语"专栏的政治短评(《浙江日报》2005-08-24)

# 第八章　建设健康环境　实现绿色发展

## ◆◆ 本章要点

1.健康环境建设是推进健康中国建设中的重要内容,是满足人民日益增长的对美好生态环境需要的基础,也是最普惠的民生福祉,为当前乃至未来我国健康事业的发展提供了方向。

2.习近平同志在浙江工作期间,形成了以绿色为基调的习近平生态文明思想。提出健康环境建设,是对新时代、新矛盾、新形势所做出的有效应对,其目标是要在人民健康和经济社会的发展与自然生态的保护中,和谐共生,协调发展,体现追求绿色发展的新时代特征。

3.健康环境建设是秉承绿色发展理念,将科学思路转化为高质量发展的实践。其实施是针对生态环境、人居环境和生产环境污染及健康危害风险的综合治理举措与行动。

## 第一节  健康环境建设的历史与发展

经过 30 多年的快速发展,我国经济建设取得历史性成就,同时也积累了大量生态环境问题。良好的环境是人民健康的重要保障,也是社会经济可持续发展的重要基础。健康环境建设是指主要针对影响健康的空气、水、土壤等自然环境问题所展开的应对措施,是健康中国行动(2019—2030)中的重要组成部分。浙江省秉承尊重自然、顺应自然的理念,将山、水等自然元素渗透到城乡统筹发展布局和形态之中,努力在居民的城市生产、生活之中增添几分"山"的俊秀,"水"的灵动,让城市融入大自然,让居民望得见山、看得见水、记得住乡愁。在健康环境建设上,浙江省始终贯彻国家健康方针,紧跟国家战略步伐,发挥自身发展优势,坚持创新引领发展,走出了一条富有浙江特色的健康环境建设道路,为全省环境的优化及人民的健康做出了重要贡献。

### 一、健康环境建设的悠久历史

纵观人类文明史,在不同的发展阶段,人类对待自然界的态度和行为以及自然界对人类的回馈是不同的。农耕文明时期,人类崇拜自然,受大自然的支配与控制。蒸汽机的改良与棉纺织业的技术革新为英国工业革命奠定了基础,使人类文明从农业文明走向工业文明。工业文明时期,几乎所有西方国家都崇尚"人类中心主义"价值观,认为"人为自然立法,对自然的否定,就是通往幸福之路"。[①] 人类由此开启了对大自然的征服。马克思曾在《1844 年

---

① 任暟."人类中心主义"辨正[J].哲学动态,2001(1).

经济学哲学手稿》中指出:"人不仅是自然存在物,而且是人的自然存在物。"①恩格斯也曾发出警告:"我们不要过分陶醉于我们人类对自然界的胜利。对于每一次这样的胜利,自然界都对我们进行报复。"②在持续的"高投入、高消费、高污染"的工业化进程中,人类长年累月的肆意破坏、过度索取、资源浪费和环境污染不仅带来了气候变暖、冰川消融、海平面上升、地下水系破坏、土壤污染、土地荒漠化、大气污染等一系列环境问题,同时,由于自然资源枯竭与环境污染所导致的生态退化、资源短缺、成千上万的人生病死亡等社会问题也日益凸显,严重影响着人类的健康。面对突如其来的生态环境危机,人类才逐渐意识到尊重自然、顺应自然、保护自然的重要性,自此,逐渐走向生态文明时代。

改革开放以来,我国经济飞速发展,科技实力和国际影响力也不断提升,长期的快节奏压缩式发展大大缩短了我国工业现代化进程的时间,仅用了短短几十年便完成了其他国家几百年走过的路程,与此同时,环境问题所引发的健康问题和社会矛盾也日益突现。众所周知,中华文明历来强调天人合一、尊重自然。儒家的"天人合一""万物一体""顺应自然"思想,道家的"道法自然""自然无为"理念,佛家的"众生平等""万物有情"观点,都展现了我国古代最为朴素的绿色文化思想及人与自然和谐共生的中华生态智慧。党的十八大报告明确提出了要大力推进我国生态文明建设的战略发展目标,2016 年 10 月由中共中央、国务院印发的《"健康中国 2030"规划纲要》对我国环境质量的改善提出了明确要求。浙江省积极响应中央号召,坚定不移地坚持生态优先、绿色发展理念,

① 　马克思.1844 年经济学哲学手稿[M].北京:人民出版社,1985.
② 　恩格斯.马克思恩格斯选集(第 4 卷)[M].北京:人民出版社,1995.

先后提出了建设"绿色浙江""生态浙江""美丽浙江""生态省"的发展目标,出台了《浙江生态省建设规划纲要》《美丽乡村建设行动计划》《关于在全省开展"三改一拆"三年行动的通知》《浙江省生态文明体制改革总体方案》《浙江省河长制规定》《浙江省生态文明示范创建行动计划》等政策制度,率先启动了生态保护补偿制度、"五水共治"、"千村示范、万村整治"等健康环境建设工作,成功地走出了一条以生态友好、绿色发展优先的富有浙江特色的健康环境建设道路,为全省环境的优化及人民的健康做出了重要贡献。

## 二、"绿水青山就是金山银山"为健康环境建设注入新内涵

2002 年 12 月,时任浙江省委书记习近平在浙江省委十一届二次全体(扩大)会议上主持并提出,要积极实施可持续发展战略,以建设生态省为主要载体,以建设"绿色浙江"为目标,保持人口、资源、环境与经济社会的协调发展。2003 年 1 月,在习近平同志的关心与推动下,浙江成为全国第 5 个生态省建设试点省。同年,习近平同志在《求是》杂志上发表署名文章,提出了"生态兴则文明兴、生态衰则文明衰"的重要论断。2003 年 7 月,习近平同志在浙江省委十一届四次全会上,将"进一步发挥浙江的生态优势,创建生态省,打造'绿色浙江'"作为"八八战略"的一条重要内容正式提出。这个决策提出后迅速传导到了浙江省的各个村落,并得到了各地的积极响应。自 2003 年起,曾因建办石灰窑、水泥厂、砖厂而导致长年累月严重环境污染和生态破坏的湖州市安吉县余村村民积极响应号召,相继关闭了曾经赖以生存的石灰窑、水泥厂和砖厂,一心扑在环境治理上。2005 年 8 月,时任浙江省委书记习近平来到余村调研,高度肯定了余村村民关掉石灰窑、水泥厂和砖厂,下定决心全面走绿色发展道路、靠发展生态旅游业增收的做法,并首次

提出了"绿水青山就是金山银山"理念。余村调研9天后,习近平同志以笔名"哲欣"在《浙江日报》"之江新语"专栏发表了一篇题为《绿水青山也是金山银山》的政治短评,并进一步阐释:"我们追求人与自然的和谐,经济与社会的和谐,通俗地讲,就是既要绿水青山,又要金山银山。"

党的十八大以来,习近平总书记从实现中华民族伟大复兴的战略高度更加重视我国生态文明建设,他指出良好的生态环境和优质的生态产品是满足人民日益增长的对美好生态环境需要的基础,也是最普惠的民生福祉。2015年3月,习近平总书记主持召开中共中央政治局会议,审议通过《关于加快推进生态文明建设的意见》,正式将"坚持绿水青山就是金山银山"理念写入中央文件,自此,"绿水青山就是金山银山"成为指导我国加快推进生态文明建设的基本方略和重要国策。2017年10月,习近平总书记在中国共产党第十九次全国代表大会报告中指出:"建设生态文明是中华民族永续发展的千年大计。必须树立和践行绿水青山就是金山银山的理念。"[①]2018年3月,第十三届全国人民代表大会第一次会议在人民大会堂召开,第三次全体会议表决通过了《中华人民共和国宪法修正案》,生态文明被正式写入宪法。2018年5月,全国生态环境保护大会在北京召开,习近平总书记提出:"生态兴则文明兴,生态衰则文明衰。生态环境是关系党使命宗旨的重大政治问题,也是关系民生的重大社会问题。要坚决摒弃"先污染,后治理"的老路,坚决摒弃损害甚至破坏生态环境的增长模式,充分发挥党的领导和我国社会主义制度能够集中力量办大事的政治优势,充分

---

① 习近平.决胜全面建成小康社会夺取新时代中国特色社会主义伟大胜利——在中国共产党第十九次全国代表大会上的报告[EB/OL].新华网,2017-10-27.

利用改革开放 40 年来积累的坚实物质基础,加大力度推进生态文明建设、解决生态环境问题。"①

## ◆◆ 案例 8-1

### 余村生态环境治理项目

余村,位于浙江北部的湖州市安吉县天荒坪镇,村域面积约 4.86 平方千米。余村三面青山环绕,因境内天目山余脉余岭及余村坞而得名,是一个典型的小山村。湖州市环绕太湖,因古代地质造地运动遗留下了丰富且质地优良的石灰岩,是重要的建筑石材供应地。20 世纪 90 年代,余村村民因地制宜,纷纷建起了石灰窑,办起了水泥厂、砖厂,280 户村民中竟有一半以上的家庭在矿区务工,余村成了当时全县最大的石灰岩开采区。这个"石头经济"很快带动了全村经济飞速增长,村集体年收入曾高达 300 多万元,名列安吉县各村的榜首,余村一时成了远近闻名的首富村,"石头经济"也因此成了余村村民发家致富的命根子。但随之而来的是严重的环境污染和生态破坏。长年累月的开山采矿让这片昔日山清水秀的村庄浓烟滚滚、尘土蒙蒙。山色失去了原有的翠绿,郁郁葱葱的树木被砍伐殆尽;东苕溪失去了原来的清澈,溪水浑浊、淤泥沉积,部分河床竟在 35 年内抬高了近 2 米;空气也不似原先那般清新,到处都是灰蒙蒙的。按村民的话说,最严重时,村里终日黑雾冲天、粉尘蔽日,甚至无法呼吸到一口干净的空气。

自 2003 年起,余村村民积极响应时任浙江省委书记习近平在浙江省委十一届四次全会上提出的将进一步发挥浙江的生态优

---

① 习近平.坚决打好污染防治攻坚战 推动生态文明建设迈上新台阶[EB/OL].人民网,2018-05-20.

势,创建生态省,打造"绿色浙江"作为"八八战略"重要内容的号召,相继关闭了曾经赖以生存的石灰窑、水泥厂和砖厂,一心扑在环境治理上。该村多年来始终践行"绿水青山就是金山银山"理念,推动绿色发展。余村依托"竹海"资源优势,着力发展生态休闲旅游,实现了从"石头经济"到"生态经济"的转型,从一个污染村,完美蜕变成了国家4A级景区、全国文明村、全国美丽宜居示范村,发生了巨大变化。2019年,全村实现农村经济总收入2.796亿元,农民人均收入49598元,村集体经济收入达到521万元。

案例来源:余村:"绿水青山就是金山银山"在这里提出[EB/OL].中央纪委国家监委网站,2020-03-31.

### 案例简析 >>>

余村成功由"石头经济"转型成"生态经济",由一个污染村,依托当地"竹海"资源优势,着力发展生态休闲旅游,从而完美蜕变成一个国家4A级景区、全国文明村、全国美丽宜居示范村。这是在实践中将"绿水青山就是金山银山"化为生动现实的真实写照,也成功印证了"绿水青山就是金山银山"理念的科学性。

## ◆◆ 案例 8-2

### 台州市路桥区:艰难的土壤污染修复之路

路桥峰江街道的亭屿村和山后许村之间,通过一条花卉路连接。这段近两公里的路段,两侧分布的都是大大小小的苗木园。这块如今种满苗木,看起来郁郁葱葱的土地,其实大病初愈。这里是全省第一例土壤污染修复的项目。

从20世纪七八十年代发展起来的固废拆解业,让路桥成为国内最大的电子电器废弃物拆解基地。这里曾堆满待拆解的变压器,是废旧变压器交易拆解的密集区。拆解过程中流出来的绝缘油导致土壤中含有大量的多氯联苯。当地人从废旧电器中拆出财富的同时,随之而来的环境污染也给他们带来巨大的伤痛,土壤中的重金属、多氯联苯等有机污染物严重超标。早在 2007 年 5 月,受浙江省国土资源厅委托,浙江省地质调查院就开始对拆解业污染区的土地展开调查,并在 3 年后出具了《台州市路桥区峰江地区基本农田质量调查》。在这份"土地调查"中,调查小组用这样一句话来概括调查区的环境问题:"该地区土壤普遍已遭受严重的镉、铜等重金属和多氯联苯等有机污染物的复合污染,显著影响了土地质量。"根据可查的已公开的报道中得知,当时调查区域中,中等程度以上重金属污染土地共 28 块,占调查区土地面积的三分之一。而受地形坡度和区域水系影响,多氯联苯在地表横向迁移明显,并趋于向地势低洼处富集。据了解,少量的多氯联苯不会引起急性毒性,而是慢慢地侵入人体,可引起皮肤损害和肝脏损害等中毒症状,甚至促使癌症的发生。

2010 年,污染土壤修复试点工作在路桥启动,由台州市环保局路桥分局具体执行,委托第三方进行施工,请了浙江大学的专家团队进行技术支持。经过论证,专家组决定对高浓度污染的土壤采用堆制法处理,最终共有 2600 多立方米的土壤采用这种方式处理;对中低浓度污染的土壤则是通过微生物和植物联合修复的方法,最终采用这种方式修复的土壤共 4920 立方米。经过近 4 年的努力,2013 年,近 20 亩曾经被污染的土壤完成修复。浙江省环境监测中心对该地块进行检测,土壤污染危害风险降到了安全水平。

案例来源:台州路桥:艰难的土壤污染修复之路[EB/OL].钱江晚报,2017-11-21.

**案例简析** 》》》

台州市路桥区的土壤污染修复项目耗资 1000 万元,历时近 4 年之久才使当地被污染的土地修复到预期指标。山后许村示范点的土壤污染修复成功是一种希望,但不论是考虑到高昂的修复成本还是修复方法,都依旧不具备推广性。土壤是我们从事农业和林业生产的重要基础,一旦被污染,治理修复的路总是比想象中要更难和更远,也将会为此付出许多沉重的代价。

# 第二节　健康环境建设的实践与成效

健康环境是人民生命健康的重要保障。环境污染现已成为亟待解决的健康危险因素,由环境污染所导致的呼吸系统疾病、心血管疾病和恶性肿瘤等健康问题日益凸显。浙江始终贯彻国家健康环境建设战略,积极开展浙江健康城市和健康村镇建设与发展,在全国率先制定出台了多项用于保护健康环境、规范环境标准、监督环境成效的生态健康环境制度,并在多个调研试点运行,探索实践出了一条具有浙江特色的健康环境建设新路子。

## 一、健康环境建设政策体系得到健全

浙江积极响应中央生态文明建设的号召,始终坚定不移地坚持"绿水青山就是金山银山"理念,不断加强全省健康环境建设的制度、标准和规范建设,形成明确的制度,将事关民生的健康环境任务落到了实处。

完善政策建设。2016 年 12 月,中共浙江省委、浙江省人民政府根据 2016 年 10 月中共中央、国务院印发的《"健康中国 2030"规划纲要》的战略任务,发布了《健康浙江 2030 行动纲要》,从省级层面加强了对浙江健康环境建设工作的领导,并对区市城市日空气质量达标天数比例、省控断面Ⅰ—Ⅲ类水质比例、县以上城市集中式饮用水水源地水质达标率、城市生活污水处理率、农村生活污水有效治理覆盖率、城市生活垃圾无害化处理率、农村生活垃圾分类与减量处理行政村比例、县以上城市建成区绿地率、国家卫生乡镇创建率等方面做了具体指标规定。

加强制度建设。浙江先后制定实施了《浙江省生态文明体制改革总体方案》《浙江省人民政府关于推进健康浙江行动的实施意见》《浙江省健康乡镇建设标准》《浙江省健康村建设标准》《浙江省2016年校园卫生安全健康行动方案》《浙江省小城镇环境综合整治三年行动计划》《浙江省大气污染防治条例》《浙江省机动车排气污染防治条例》《浙江省水污染防治条例》《浙江省饮用水水源保护条例》《浙江省生活垃圾管理条例》等管理制度,以全面促进全省健康环境建设工作的落实与推进。

推进地方建设。2007年,宁波市江北区制定并实施《农民健康工程三年行动计划》;2014年,嘉兴市海宁市颁布了《2014年"健康海宁"建设行动计划》;2019年,金华市出台了《金华市城市市容和环境卫生管理规定》;2021年,嘉兴市出台了《嘉兴市内河易扬尘码头环境整治提升技术导则》和《嘉兴市建筑垃圾管理条例》。这些地方性管理政策,为全省健康环境建设工作的运行提供了有效保障。

**二、健康环境建设工作内容得到深化**

浙江省委、省政府全面贯彻落实党的十八大和十八届三中、四中、五中、六中全会精神,牢固树立"绿水青山就是金山银山"理念,深入实施"八八战略",不断落实浙江城乡健康环境的建设工作。

蓝天碧水净土清废行动。加大污染防治力度,全力打赢治气、治水、治土、治废等污染防治攻坚战,全面改善环境质量。推进大气污染防治,以产业和交通为重点领域,更加突出源头防治和精细治理,持续改善空气质量。切实加强源头管控,加大城乡水环境整治力度,切实提升水环境质量。加强土壤污染源头管控,推进受污染耕地安全利用和治理修复,加强污染地块风险管控和治理修复。

绿色环境打造行动。全面实施大花园建设行动计划,加强环境卫生综合治理,打造国家公园、美丽山水、美丽城乡、美丽河湖、美丽园区、美丽田园、美丽海岛。完善垃圾全程分类体系,推进城乡生活污水治理和生活垃圾减量化、资源化、无害化,基本实现城乡生活垃圾分类处理全覆盖。深化"厕所革命",加快推进农村户用厕所改造工作。深入开展爱国卫生运动,营造卫生宜居的生活环境。巩固国家卫生城市(县城)创建成果,开展国家卫生乡镇创建,加快推进健康家庭、健康村镇、健康城市(县城)建设。切实预防控制病媒生物,降低城乡病媒生物密度。

饮用水达标提质行动。强化城乡饮用水水源保障,全面实施城乡供水设施改造与建设。原水水质不能稳定达标的地区,城市公共水厂全部实现深度处理工艺。加强城市供水规范化管理和供水设施运维信息化建设,有条件的市县在 2022 年前实现供水智能化管理。构建以城市供水县域网为主、乡镇供水局域网为辅、单村水厂为补充的三级供水网,城乡居民饮用水水质持续改善,到 2030 年基本实现城乡居民同质饮水。加大供水水质监管力度,完善供水安全应急保障体系,落实各项应急预案和工作措施。

食品安全放心行动。推动食品安全地方立法,完善食品安全地方标准。加强食品安全风险监测,提高食源性疾病监测能力,每年食品安全风险监测样本量稳定在 1 件/千人。强化政府监管责任和企业主体责任,落实食品质量安全可追溯管理和问题食品主动召回制度。严把食品生产经营许可关,加强对线上线下食品(包括进口食品)交易、保健品经营行为的规范和监管。严格执行畜禽屠宰、进口食品检验检疫制度。开展校园食品安全、农村假冒伪劣食品治理、餐饮质量安全提升、保健食品行业清理整治、"优质粮食工程"等专项攻坚行动,提升食品安全总体水平。

农产品绿色安全行动。开展农药兽药使用减量和产地环境净化专项攻坚行动,强化农产品质量安全源头管控。实施动物源性细菌耐药性监测,加大主要农产品抽检力度,每年省级检测农产品1.8万批次以上。完善绿色农业标准体系,稳步推进绿色优质农产品认证认定。深化农产品质量安全可追溯体系建设,提升农产品质量安全治理能力。

药品质量安全行动。加大药品、医疗器械、化妆品生产、经营、使用的日常监管和现场检查力度,加大高风险药品飞行检查力度。构建药品全过程、全链条、全生命周期数字监管体系,防范发生区域性重大药品不良事件。建立健全药品、医疗器械、化妆品不良反应(事件)监测体系,年度药品不良反应报告不少于800份/百万人、化妆品不良反应报告不少于50份/百万人。

道路交通安全综合治理行动。加强对道路交通安全工作的统筹协调和监督指导,实施路长责任制和道路交通伤亡事故领导干部到场制。组织实施公路安全生命防护工程,健全道路交通风险源辨识和隐患排查治理体系,提高道路交通安全风险防控水平。落实运输企业安全生产主体责任,提高车辆安全技术标准,落实电动自行车生产、销售环节的监管。深入实施"珍爱生命、文明出行"道路交通安全主题教育活动。

### 三、健康环境建设的探索与实践卓有成效

"绿"是美丽浙江的重要标志,绿意盎然的浙江才能扮靓"诗画江南"。以"绿水青山就是金山银山"为引领,浙江省实施了"五水共治"、"811"生态文明建设、大花园建设、生态文明示范区创建、"三改一拆"等一系列健康环境治理的标志性工程,充分彰显出浙江省全省上下贯彻"绿水青山就是金山银山"理念,生态经济、美丽建设、绿色发展等理念的决心。以"蓝色海湾"治理工程为例,舟山市通过拆除码头、清淤疏浚等方式,有效地截断了陆域污水的入海渠道,显著地减少了港湾周边环境的污染。安吉县在"绿水青山就是金山银山"理念的引导下,全力治理环境污染,致力打造绿色家园,如今已是竹海茫茫成片,不仅吸引影视业前去取景拍摄,为当地旅游业的发展带去新希望,也逐步成为全国首个国家生态县。为构建绿色经济增长新范式,浙江省近年来深入推进"渔业转型促治水行动三大工程",以治水为突破口,水产养殖转型升级迈出了坚实步伐。浙江坚持以治促调,加强水产养殖污染防治,坚持以水养鱼、以鱼治水,充分发挥水生生物的生态净水作用,保护生物多样性。在山塘水库河道中全面开展网箱拆除、禁止施肥养鱼、推广洁水渔业等工作。在保护水源地、改善水环境、恢复渔业资源等方面发挥了明显作用,实现了水清、鱼跃、人欢的局面。此外,淳安县钱江源头区域山水林田湖草生态保护修复工程也取得了优异的成绩,为了实现山水林田湖草一体化的整治,该县积极治污清河、修山扩林,并连续两年荣获"全省小城镇环境综合整治优秀县"的称号。不仅如此,浙江全省在蓝天、碧水、净土、清废的污染防治攻坚战中也是捷报连连。以 2019 年为例,全省各设区市的重污染天数相较于 6 年前的 174 天次降到了 0 天次,省劣 V 类水质断面实现

全面消除,通过"全省乡村全域土地综合整治与生态修复工程"所治理的土地面积高达 7600 平方千米,生态环境等级达优,公众满意度连续 8 年上升。

实践证明,健康与健康环境密不可分。浙江在健康环境建设上的探索和实践中取得的成效是显著的,不仅为全省人民生活环境的改善、健康水平的提高、健康知识的普及和绿色经济的发展等实践出了一条具有浙江特色的新路子,也为周边省份健康环境建设及我国大健康事业提供了宝贵经验。

◆◆ 案例 8-3

## 浙江全域推进农村生活污水治理

近年来,浙江省按照治污水、防洪水、排涝水、保供水、抓节水"五水共治"部署,坚持"治污先行""治污之要、在于农村"理念,实施农村生活污水治理三年行动计划(2014—2016 年),倒逼农村生产方式、生活方式、建设方式转型,取得了环境改善的新成效、转型发展的新局面、百姓点赞的好口碑。三年来,全省建设厌(兼)氧处理终端站点 103787 个,建设好氧处理终端站点 18206 个,敷设村内主管 34483 千米。到 2016 年底,全省新增农村生活污水有效治理村(农户受益率80%以上)2.1 万个、新增受益农户 510 万户,村庄覆盖率从 2013 年的 12%提高到 90%,农户受益率从 2013 年的 28%提高到 74%,基本实现全省规划保留村生活污水有效治理全覆盖。

从三年多的实践看,浙江省委、省政府全面推进农村生活污水治理,在全省农村投巨资建地下工程、隐蔽工程,而不是去做形象工程,是对人民群众从"求生存"到"求生态"、从"盼温饱"到"盼环保"诉求的最直接回应,是走"绿水青山就是金山银山"发展之路的具体举措和生动例子,是农民生产生活方式的深刻变革。一是生态环境明显改善。目前,在全省已建成的 2.1 万个村中,农村生活污水经过有效治理,生态敏感地区均实行了一级标准排放,一般地区实现了二级标准排放,一改过去农村房前屋后污水横流的现象。如今,漫步浙江广袤乡村,水清塘澈,村洁户净,实现了农村环境由"外表美"向"生态美"的转变。二是农民素养加快提升。农村生活污水治理,不仅加快了农户改厕、厨房改造等生活方式改变,而且催化了农民群众的"生态自觉",人人成为环境保护的宣传员和参与者。如今,走进浙江农村每家每户,卫生间、浴室、厨房变得现代了、干净了,农民的卫生习惯和生活方式也改好了。三是美丽经济蓬勃发展。农村生活污水治理带来的良好生态环境,催生了农家乐民宿、养老养生、观光休闲、采摘体验等绿色新业态,推动了农村活态文化、众创空间等文化创意产业发展,带动了广大农民创业就业和增收致富。目前,全省农家乐经营农户达到 1.6 万户,从业人员 14.8 万人,年接待游客 2 亿多人次、营业总收入 220 多亿元。四是党群干群关系更加密切。各级党委、政府特别是乡镇、村党员干部做规划、忙施工、抓质量,经常"5＋2""白＋黑",能力得到锤炼,威望明显提升,获得了广大群众的认可和拥护。积极动员群众参与治水,切实破解"政府拼命干,群众站着看"的难题,变"政府治水"为"全民治水",形成了干群合力治污水、建设新农村的可喜局面。

案例来源:浙江省农业农村工作办公室.浙江全域推进农村生活污水治理.2017.05.

### 案例简析 >>>

　　农村生活污水治理是浙江省"五水共治"工程的重要内容,各级单位严格按照省农办印发的《浙江省农村生活污水治理县域规划编制参照要求》,结合当地实际情况,编制县域农村生活污水治理三年规划,明确农村生活污水治理的目标值、任务书、项目库和时间表,切实让治理工程成为群众满意工程、普惠民心工程。

◆◆◆ **案例 8-4**

### 浙江省农村改厕工作

近年来,浙江省委省政府提出并实施了一系列改善农村生态环境的重大战略部署,并将农村改厕工作作为重要内容之一,与省委省政府重点工作同部署同落实,有效整合了资源,统筹开展了农村改厕等农村生活污水治理工作,建立了统筹推进农村改厕工作的工作模式,有力推动了浙江省农村卫生户厕建设和改造工作进展。2014 年底,全省农村卫生厕所普及率 94.78%,无害化卫生厕所普及率 86.48%,分别比 2009 年提升了 8.3% 和 12.98%;到2020 年底,全省农村卫生厕所已基本实现全覆盖,无害化卫生厕所普及率达 99% 以上,分别比 2014 年提升了 5.22% 和 12.52%,位居全国前列。

通过农村改厕工作,浙江省各地露天粪坑、露天茅厕等现象基本得到控制,农村污水横流、臭气熏天、蚊蝇乱飞和因粪便处理不当导致水资源污染等现象明显减少,农村环境卫生面貌得到了有效改善。卫生厕所的建设,在改善了农村居民卫生条件的同时,也改变了农民的卫生意识和生活方式,促进了农民卫生文明习惯的养成,提高了农村的文明程度。改厕以后,因粪便污染导致的肠道传染病和寄生虫病发病率得到了有效控制。据统计,近几年来浙江省肠道传染病总发病率占甲乙类传染病构成比持续降低,2013年浙江省肠道传染病发病率降至历史低点 13.75/10 万,仅占全省甲乙类传染病总发病数的7.14%。此外,改厕工作在改善了农村环境卫生面貌的同时,也改善了投资环境,促进了农村经济发展。据测算,改厕的投入产出比为1∶5.3,经济和社会效益都十分显著。

案例来源:浙江省卫生和计划生育委员会,浙江省农村改厕工作思路与对策调研报告.

### 案例简析 〉〉〉

农村改厕是浙江省美丽乡村建设工作的重要内容之一。农村改厕工作不仅使农村环境卫生面貌得到了有效改善,同时也使浙江省广大农民卫生文明意识得到了有效提升。此外,由于健康环境的改善,农村肠道传染病也得到了有效控制,并带来了一定的社会经济效益,是切实提高人民健康水平、增进民生福祉的工作。

## ◆◆◆ 案例 8-5

### 浙江省乡村振兴"千村示范、万村整治"工程

2003年6月,在时任浙江省委书记习近平的倡导和主持下,以农村生产、生活、生态的"三生"环境改善为重点,浙江在全省启动"千万工程",开启了以改善农村生态环境、提高农民生活质量为核心的村庄整治建设大行动。截至2019年,浙江省启动创建国家乡村治理体系试点县10个、示范乡镇6个、示范村61个,生活垃圾分类处理建制村覆盖率达76%,新增522万农村人口喝上达标饮用水。15年来,浙江省稳扎稳打,逐步推进"千万工程",成效显著,在改善美丽乡村的同时,带动健康人居环境领跑全国。

一是全面推进农村改厕,肠道传染病得到有效控制。结合新农村建设、美丽乡村建设等工作,在全省全面推进农村改厕工作,大力推广三格式化粪池厕所等无害化卫生户厕建设,推动农村环

境卫生面貌逐步改善。随着农村改厕工作的逐步推进和卫生厕所普及率的逐步提高,因粪便污染导致的肠道传染病高发现象也得到了有效遏制。二是广泛开展卫生乡镇创建,农村人居环境全面改善。按照"高标准,严要求,成熟一个发展一个"的工作原则,结合省委省政府不同阶段的重点工作,浙江省将提升农村环境卫生水平、改善饮用水和食品卫生现状、促进疾病预防控制等作为重点,广泛开展卫生乡镇和卫生村创建活动。通过开展卫生镇村创建工作,有效助推了全省农村环境卫生面貌得到极大改善,农村人居环境品质得到进一步提升。三是科学开展农村饮用水卫生监测,饮水安全、卫生保障有效落实。依托国家和省级资金支持,全面加强饮用水水质监测能力建设,在建设、水利等部门的大力支持和配合下,逐步在全省建立了完整的饮用水水质监测网络。到2017年底,浙江省饮用水水质卫生监测工作已覆盖到全省11个设区市、89个县(市、区)和98.37%的乡镇(2018年将覆盖全省所有乡镇),年度监测样本数已近1万份,建立了较全面的全省饮用水卫生现状动态数据库,为浙江省各级政府保障和改善饮用水卫生安全提供了科学的数据支撑和依据。

案例来源:中共浙江省委办公厅 浙江省人民政府办公厅.浙江省深化美丽乡村建设行动计划(2016—2020年).2016.04.05;浙江省爱国卫生运动委员会."千万工程"十五周年纪念大会暨乡村振兴战略推进工作现场会相关素材.

## 案例简析 〉〉〉

2003年以来,浙江省以农村改厕为突破口,以卫生镇村创建为抓手,深入推进农村环境卫生综合整治工作,助推全省"千万工程"实施,全省农村环境卫生面貌得到了有效改善,宜居宜业的品质农村生产生活环境正在逐步形成。为全面创建新时代美丽乡村,浙江省还通过"浙江生态日"、农村文化礼堂、电子科普等多种形式使生态文明观念深入人心。这些都是浙江省为实践"绿水青山就是金山银山""美丽中国"和社会主义新农村建设做出的表率。

## 第三节　健康环境建设的传承与展望

健康是人民最普遍意义的美好生活需求，是全社会经济、文化发展的必然基础。党和国家历来高度重视人民健康，党的十八大将生态文明建设摆在了中国特色社会主义五位一体总体布局的战略位置，"绿水青山就是金山银山"理念更是成为我国加快推进生态文明建设、打造健康生活环境的基本方略和重要国策。作为全国陆域面积最小的省份之一，素有"七山一水两分田"之称的浙江省全省陆地面积仅 10.18 万平方千米。又因其地处长江三角洲区域南翼且东临东海，浙江省的陆域、水域、海域生态资源丰富，生态文明历史悠久，生态品位优越，生态优势显著。作为全国较早实行对外开放的地区，浙江社会经济发展取得了有目共睹的成就。但随着工业化的高度发展，生态环境曾经日益恶化、人民健康情况也面临巨大影响和威胁。纵观全球，生态环境的破坏与经济的发展素来成正比，浙江省的情况也不例外。由于当时生产力有限、理念认识有限等制约，浙江同样经历了全球许多工业化国家都曾面临过的生态环境、健康状况与经济发展之间不可兼得的矛盾，一度给浙江未来的可持续发展带来了挑战与压力。

2005 年 8 月 15 日，时任浙江省委书记习近平在浙江安吉县天荒坪镇余村调研时首次提出"绿水青山就是金山银山"理念，这不仅是习近平同志对浙江先行开创城乡居民共享绿色生态和优美环境工作的肯定，也是对浙江今后创建人与自然和谐共生的生态环境所提出的期许。作为"绿水青山就是金山银山"发源地的余村，在它的指导和引领下，逐步走上绿色可持续发展道路，为乡村产业转型与经济振兴提供了新思想、新路径。可以说，"绿水青山就是金山银山"理念是基于马克思主义生态哲学，创新融入中国新时代生态文明思想与实践的健康环境理念，它的提出为我国现代化建设中解决经济发展与生态保护之间的公平与效率问题提供了新路径，对推进我国健康环境建设、生态文明建设、美丽中国建设具有深远意义和重大指导价值。近十余年，浙江始终紧紧围绕"绿水青山就是金山银山"理念，着重落实全省健康环境建设工作，加快生态文明示范区的创建，打造宜居宜业城市的构建，为全省生态环境的改善、人民健康水平的提升起到了重要作用。

健康环境的建设不仅是重大的政治问题，也是关系民生的社会问题。健康环境的营造有利于社会的稳定发展，有利于人民的民生福祉，更有利于社会经济的长期可持续发展。浙江所取得的一系列健康环境建设的丰硕成果，是我国健康建设宏伟蓝图中的一小步，但跬步千里，只要继续秉承"绿水青山就是金山银山"科学理念，坚定不移地走绿色发展优先的特色道路，相信浙江省的健康环境建设势必会继续行之有效，浙江省人民的健康水平和生活品质也将势必会有持续显著的提升。浙江省努力争取在全国发挥更大、更突出的作用，为实现中华民族伟大复兴的中国梦贡献浙江力量。

### ◆ 本章小结

健康的环境是保障人民健康、有效预防疾病的重要基础。在历届浙江省委、省政府的坚强领导下，浙江认真贯彻落实习近平的绿色生态文明理念、健康中国战略和健康中国行动部署，积极推进实施健康中国 15 项和健康浙江 26 项行动,打破了生产力有限、理念认识有限等制约,克服了生态环境、健康状况与经济发展之间不可兼得的矛盾与压力,聚焦聚力全省环境治理及健康环境的建设工作,使全省经济快速发展,社会全面进步,城乡面貌也发生了翻天覆地的变化、人民的健康水平及幸福指数也稳步提升。浙江健康环境的成功实践进一步表明,健康环境建设兼具重要性与普惠性,是我国进入健康新时代的重要标志,也将为构建人类健康命运共同体做出新的贡献。

◆◆ **思考题**

1. 如何理解习近平总书记指出的"我们既要绿水青山,也要金山银山。宁要绿水青山,不要金山银山,而且绿水青山就是金山银山"?

2. 党的十九大做出"实施健康中国战略"的重大决策,将维护人民健康提升到国家战略的高度。请谈谈你对"健康融万策"的理解。

3. 自然环境和生活居住环境与人民健康息息相关,通过对健康环境的建设可以有效预防疾病,起到保障人民健康的作用。请谈谈浙江在健康环境建设中有哪些创新举措值得借鉴和推广?

◆◆ **拓展阅读**

1. 习近平. 绿水青山也是金山银山[N]. 浙江日报,2005-08-24.

2. 任暟."人类中心主义"辨正[J]. 哲学动态,2001(1).

3. 马克思. 1844 年经济学哲学手稿[M]. 北京:人民出版社,1985.

4. 恩格斯. 马克思恩格斯选集(第 4 卷)[M]. 北京:人民出版社,1995.

5.习近平.决胜全面建成小康社会夺取新时代中国特色社会主义伟大胜利——在中国共产党第十九次全国代表大会上的报告[EB/OL].新华网,2017-10-27.

6.习近平.坚决打好污染防治攻坚战推动生态文明建设迈上新台阶[EB/OL].人民网,2018-05-20.

体育事业是一项体现以人为本的重要事业。发展体育的根本目的是增强人民的体质,提高人民的健康素质。生活奔小康,身体要健康,这是人民群众对体育的期盼和追求。我们要把提高群众健康水平作为全部体育事业的根本出发点,把全民健身作为基础工程,把发展群众体育作为整个体育工作的重中之重。

——摘自 2005 年 11 月 10 日习近平同志在十运会浙江代表团庆功表彰大会上的讲话①

# 第九章　推行全民健身　促进体医融合

◆◆ **本章要点**

1. 系统回顾全民健身、体医融合的历史进程,总结其内涵特征,深刻认识习近平总书记对体育工作重要论述在浙江工作期间的萌发,深刻理解"全民健身""体医融合"是什么、为什么、走过了怎样的道路。

2. 全面阐述全民健身公共服务体系、体医融合建设的浙江实践,深刻认识浙江为全民健身公共服务体系、体医融合建设实践做出了怎样的贡献,深刻理解推进全民健身公共服务体系、体医融合发展是更好实现全民健身与全民健康融合的必由之路,需要不断创新方式方法,实现健康中国的时代新发展。

---

① 习近平.干在实处 走在前列——推进浙江新发展的思考与实践.北京:中共中央党校出版社,2006.

# 第一节　打造高水平全民健身公共服务体系

体育事关全民健康、全面小康,事关家庭福祉和民族昌盛。发达国家不仅有发达的经济,更有完善的健身设施、良好的健身习惯,应把体育健身作为生活的重要部分。在 2020 年 9 月 22 日教育文化卫生体育领域专家代表座谈会上,习近平总书记指出要紧紧围绕满足人民群众需求,构建更高水平的全民健身公共服务体系。习近平总书记的重要讲话,为"十四五"时期构建更高水平的全民健身公共服务体系指明了前进方向,提供了行动指南。作为东部经济发达省份的浙江,立足省情,克服困难,走出一条全民健身特色之路。推动体医融合,促进全民健身,是实现健康城市建设的重要内容,对巩固国家卫生城市建设成果、提高全民健康水平具有重要意义。

## 一、浙江省全民健身公共服务体系发展历史

### (一)全民健身公共服务体系的基本内涵

全民健身公共服务体系是指各级政府为保障人民群众基本体育权益、满足日益增长的体育服务需求,投资兴办的以公共体育场地设施、公益体育组织网络、群众性体育活动系统、公益社会体育指导员队伍、健身指导及信息服务系统为支撑和运作评估为基本框架的覆盖全社会的体育健身服务体系。它是社会公共服务体系的组成部分,是全民健身服务体系的主要组成部分。①

---

① "全民健身公共服务体系"名词解释来源于《全民健身计划(2011—2015 年)》起草说明中"八、有关名词解释"部分,《全民健身计划(2016—2020 年)》起草说明则未涉及相关名词解释。

### （二）浙江全民健身公共服务发展沿革

早在 2003 年，习近平同志在浙江工作时就提出"要把全民健身工作作为各级政府的民心工程来抓，把体育达标作为全面建设小康的考核内容之一"。

2004 年 4 月，浙江省委、省政府做出《关于进一步加强体育工作加快体育事业发展的决定》，提出以增强人民体质、提高全民整体素质为根本目标，把认真组织实施《全民健身计划纲要》，积极开展全民健身活动列为各级政府为民办实事的重要内容，抓好群众身边的组织网络，建好群众身边的健身设施，搞好群众身边的体育活动，努力提高人民群众的健康素质。提出构建和完善多元化群众体育服务体系，大力开展全民健身活动；继续开展体育强县、强镇（乡）、先进社区创建和"体育下乡""体育进社区"等活动；积极推行《普通人群体育锻炼标准》，鼓励和方便各类人群就近、就地参与体育健身活动。2005 年，浙江在全国率先启动体育强县（市、区）创建。

2006 年 7 月 31 日，浙江省委第 22 次常委会议上，习近平同志对《浙江省体育强省建设与"十一五"体育发展规划纲要》作出重要指示：体育场地是体育最主要的平台，体育场地拥有量是体育的三大指标之一……任何土地指标都可省，但不能省了体育场地的土地指标。[①] 2007 年，浙江省人大颁布实施《浙江省全民健身条例》，全省上下深入贯彻实施国家和我省的全民健身条例，努力完善体育公共服务体系。2011—2016 年，浙江省先后制定《浙江省全民健身计划（2011—2015 年）》《浙江省全民健身计划（2016—2020年）》，突出全民健身的重要地位。

---

① 以习近平总书记体育思想为指引扎实推动体育强省建设.国家体育总局网站，2015-08-11.

2015 年底正式提出"四提升四覆盖"工程,即:提升群众身边的体育场地建设水平,实现"15 分钟健身圈"便民体育设施全覆盖;提升群众身边的体育组织水平,实现乡镇(街道)"1＋5"体育社会组织网络全覆盖;提升群众身边的健身活动水平,实现常态化健身活动全覆盖;提升群众身边的健身指导水平,实现行政村(社区)各健身项目社会体育指导员及乡镇(街道)体质测试网点全覆盖。2016 年 12 月 23 日,浙江省实施全民健身计划领导小组印发《浙江省实施"四提升四覆盖"全民健身工程指导意见(2016—2020 年)》的通知,通过"四提升四覆盖"工程这个抓手撬动浙江省群众体育的新发展,从而继续走在全国前列。2019 年,浙江又在全国率先启动高水平现代化体育强省和体育现代化县(市、区)建设,进一步加快完善了浙江省全民健身公共服务体系建设。

◆◆ **案例 9-1**

### 探索设施建设新路径 构建十分钟健身圈
### 宁波巧解"健身去哪儿"难题

宁波市认真贯彻落实全民健身国家战略,围绕"让体育成为一种时尚,成为一种生活习惯,成为生活的必需品"目标,在全国率先出台加快体育设施规划建设的政府行政规范性文件,先行先试,合理利用小区配建、公园绿地、闲置用地等,规划建设覆盖城乡、布局合理、种类多样的全民体育健身设施网络,更好地满足广大群众日益丰富的体育健身需求。主要做法是:①确立全民健身"硬指标"。一是顶层设计给力。将全民健身工程列入市委、市政府重要议事日程,制定出台《宁波市关于推进全民健身实施计划 加快体育设施规划建设的通知》,明确将群众身边体育设施规划建设作为"民生无小事"的重要抓手,实现体育设施项目与城市开发建设同步规划、同步建设、同步投用。二是民生专项推力。积极响应群众日益增长的健身需求,将群众体育项目列入省、市政府民生实事工程,制定专项、落实专款、压实专责,确保项目高效推进。三是部门协同合力。针对群众身边体育设施建设涉及部门多、环节多的特点,建立体育、规划、住建等多部门联动和设计、施工、管理全流程协同机制,合力推进群众身边体育设施建设。②探索设施配建"新模式"。一是"小区+体育"配建。根据《城市社区体育设施建设用地指标》中居住区及小区内配套体育设施的指标,以人均室内体育建筑面积 $0.10 \sim 0.26 m^2$ 为依据,按照 $110 m^2/$ 户、2.6 人/户计算,5万平方米小区需配建 $118 \sim 307 m^2$ 的室内体育设施建筑面积。二是"公园+体育"配建。在《城市绿地分类标准》中专类公园包括体育公园绿化占地比例应大于等于 65%,《宁波市城市绿化条例》有关绿地指标 65%～70% 的基础上,在全国率先明确新建改建公园绿地按项目占地面积不低于 5% 配建公共体育场地设施这项硬性指标,实现群众就近健身,提升锻炼体验感。三是"街道社区+体育"配建。为解决城市社区体育设施"谁去建、谁去管"问题,明确街道、社区两级公共体育服务体系,要求街道(镇)级体育综合场馆建筑面积不低于 $2000 m^2$,社区级体育场馆建筑面积不少于 $250 m^2$。③推动资源要素"大整合"。一是鼓励"社会资本"注入。引入社会资本参与体育场馆、体育旅游景点、运动休闲基地、步道营地等全民健身体育设施的建设和运行,实现体育事业发展投入渠道多元化,营造"共建共享"的和谐氛围。二是深挖"金边银角"地带。积极盘活存量资源,充分利用废旧厂房、违章建筑拆后地块,通过边角绿化带铺设、拓展高架桥下空间等方式,新辟各类临时体育场地

29 处,体现了良好的社会效益。三是推行"共享共管"模式。充分利用现有资源,以公办中小学为重点,根据学校地理区位、周边群众健身需求等情况,面向社会公众公布全市体育系统开放场馆名录,实行体育场馆"免费＋低收费"模式,满足群众的体育锻炼需求;同时,鼓励企事业单位向社会开放体育场地设施,实行资源共享。

案例来源:探索体育设施建设新路径 破解"全民健身去哪儿"难题[EB/OL]. http://tyj. zj. gov. cn/art/2019/1/30/art_1622938_30160650. html.

**案例简析** 〉〉〉

　　浙江省宁波市围绕"让体育成为一种时尚,成为一种生活习惯,成为生活的必需品"目标,进行了体育公共服务方面的创新,在加强顶层设计、成立民生专项、协调部门力量的基础上,积极探索体育公共设施"小区＋体育""公园＋体育""街道社区＋体育"配建"新模式",推进体育公共服务资源"大整合",鼓励"社会资本"注入,深挖"金边银角"地带,推行"共享共管"模式,开拓了社会资源合力建设体育公共服务设施的路径。

## 二、"十三五"时期浙江全民健身公共服务建设的主要成效

### (一)体育场地设施条件大幅改善

　　"十三五"时期,浙江省建成体育场地设施 1 万余个,人均体育场地面积由 2015 年的 1.6 平方米增加到 2.432 平方米,建成省级全民健身活动中心 33 个,社区多功能运动场 1087 个,乡镇(街道)全民健身中心、中心村全民健身广场(体育休闲公园)、轮滑公园等798 个,游泳池(含拆装式游泳池)532 个,小康体育村升级工程5560 个,百姓健身房 1015 个,社会足球场地 1013 块,实现"15 分钟健身圈"便民体育设施全覆盖。

### （二）全民健身赛事活动广泛开展

"十三五"时期,浙江省坚持以人民为中心的发展思想,着力推动群众体育蓬勃开展,形成省生态运动会、省海洋运动会、省农村文化礼堂运动会、省女子体育节、全国新年登高大会、冰雪嘉年华、8·8全民健身日、"体育365浙里来健身"、幼儿体育大会等群众性品牌体育赛事活动,持续开展适应青少年、妇女、老年人、农民、职工等群体的全民健身活动,全省经常参加体育锻炼人数比例达到42%。

### （三）体育社会组织活力不断提升

"十三五"时期,浙江省持续推进体育社团实体化改革和标准化建设,加强各级体育总会和单项体育协会建设,推进县级体育社会组织"1＋25"模式,乡镇街道备案体育社会组织"1＋8"模式,引导扶持社区体育健身俱乐部、体育健身团队等自发性群众体育组织规范化发展,实现每万人体育类社会组织达到2.55个,乡镇(街道)"1＋5"体育社会组织网络实现全覆盖,全省注册社会体育指导员15.1万人,每千人拥有社会体育指导员达到2.5人。

### （四）科学健身指导能力不断增强

"十三五"时期,浙江省不断丰富科学健身方法,发挥社会体育指导员作用,规范健身知识宣传,提高群众科学健身素养和能力;并以健康为中心,完善国民体质监测体系,借助省体育局、省卫健委"体质测定与科学健身指导试点工作"和"全民健康方式行动",为群众进行体质测定、运动能力评定,提供运动健身指导。城乡居民国民体质合格率达到93.8%,在校学生普遍达到《国家学生体质健康标准》。

### 三、"十四五"期间率先构建更高水平的全民健身公共服务体系

#### (一)增加全民健身场地设施供给

实施体育场地设施建设普惠工程,打造城市社区"10分钟健身圈",高质量推进行政村体育健身设施全覆盖。全省新建省级全民健身中心15个、体育公园(体育设施进公园)250个、足球场(含笼式足球场)250个,村级全民健身广场300个、社区多功能运动场1000个、百姓健身房3000个;实施公共体育场馆服务提升工程,全面推进大中型公共体育场馆服务大提升。

#### (二)提升科学健身指导服务水平

进一步构建科学合理的健身指导体系,完善全省国民体质监测网络服务体系,推广"百姓家门口的健身课堂",推进科学健身指导服务进社区、进农村、进学校、进广场。进一步实施《浙江省3—69周岁公民体质健康评价等级标准》,引导各类人群积极参与科学健身。将国民体质监测指标纳入社会发展综合统计指标体系,定期开展国民体质监测活动,定期向社会公布监测结果。全面实施基层体育"双员"制度,到2025年,力争全省所有县(市、区)社会体育指导员、基层体育委员"双员制"全覆盖。

#### (三)发挥全民健身社会组织作用

按照实体化、社会化、规范化、专业化要求,加快体育社会组织改革,激发各级体育社会组织活力。加快推动体育社会组织形成完善的工作网络体系、制度管理体系、绩效评估体系和政策激励体系,提升体育社会组织活力和参与社会治理能力。制订并试行《体育社会组织活力指数》与《浙江省体育社团评估奖励办法》。研究制定体育社会组织分级分类管理制度,推广浙江省体育社团活力

指数评估制度。建立健全政府向体育社会组织购买服务机制和配套政策。

### （四）完善全民健身赛事活动体系

鼓励引导各地大力发展路跑、三大球、三小球、游泳等大众体育项目，推广普及传承弘扬传统、民间体育项目和少数民族体育项目，鼓励发展冰雪运动、帆船、赛艇、赛车、航空等时尚运动项目，鼓励居家健身项目常态化开展。进一步开展适应青少年、妇女、老年人、农民、职工等群体的全民健身活动，开展残疾人体育活动，发展残疾人康复体育。谋划建设一批全民健身活动示范传播平台。推广工间操制度，实施群众业余运动等级评定标准制度。

### （五）推进全民健身事业融合发展

加快促进融合发展，破解壁垒制约，继续深化融合发展的主基调，依托数字化改革的推进，积极破解部门壁垒制约，理顺融合发展工作机制，推进资源要素的共建共享，在体卫融合、体教融合、体旅融合等方面取得新的进展；加快建立运动促进健康新模式，推动从注重"治病"向注重"健康"转变。实施深化体教融合促进青少年健康发展的实施意见，深入开展阳光体育活动，建立健全体育后备人才培养体系。

### （六）推进全民健身领域改革创新

聚焦体育数字化改革，赋能事业发展。在深化部门协同和原有服务的迭代升级上下功夫，推进全民健身、体育赛事服务"一件事"改革，持续发力增强公共体育服务的便捷度和体验感；持续深化社会力量办体育改革，总结梳理各地改革试点经验，加快构建社会力量办体育"1＋X"配套政策体系，扎实推动体育基层改革，鼓励探索建立基层体育委员制度，解决"最后一公里"的服务保障。

### （七）厚植全民健身精神文化底蕴

深入挖掘中华体育精神和浙江体育精神，与时俱进弘扬体育精神，努力讲好全民健身文化故事，大力讴歌新时代体育人的先进事迹，评选新时代全民健身优秀示范群体。将体育文化全面融入体育健身的全周期和全过程，倡导文明健身、文明观赛等体育文明礼仪。构建完善全民健身荣誉体系。拓宽文化传播渠道，深入推进浙江省体育融媒体中心运行，建立健全全民健身全媒体传播格局。

◆◆ 案例 9-2

## 江山市积极发展群众体育 打造全民健身的运动之城

江山市积极推进公共体育服务供给侧改革，努力推动全民自觉健身、便利健身、科学健身。截至 2020 年 11 月底，该市已建成全民公共健身站点 643 个，全市经常性参与体育锻炼人数比例达43％，日均运动时长 2.5 小时。2020 年该市达到《国民体质测定标准》"合格"等级以上的人数比例为 93.9％。①丰富体育活动供给，点燃全民健身热情。一是"因地"引竞技体育赛事。立足山地丘陵地貌资源和在举重、登山、攀岩等体育项目上拥有的较好民间基础，近三年积极引进全国新年登高健身大会、全国举重锦标赛等省级以上体育赛事 50 余场次。二是"因需"办主题体育活动。对列入市级群体计划且参赛人数超过 100 人的民间体育赛事活动，给予 5～20 万元的资金补助，引导各社会体育组织和团体开展多样化、便捷化赛事活动。针对群众在不同时节的运动需求，培育元旦登高、春节象棋、妇女节拔河、青年节水上运动、国际旅游日漂流、端午体育嘉年华、五一赛乒乓、七夕夜跑、全民健身日体育展示、十一打篮球、重阳登高等 11 项假日体育品牌活动。三是"因时"推在线健身运动。2020 年一季度，发布健身视频信息 3000 余条，日均浏览量超 5 万人次。②完善体育服务体系，满足全民健身需求。一是设施建设"多样化"。坚持"政府＋市场"，通过村企共建、乡贤众筹、政建企营等多元方式，加快体育设施建设步伐。2017 年以来，建成四大健身公园、三大健身广场等健身场地 1497 处，面积超 111.6 万平方米，实现全市 292 个行政村健身场地全覆盖。二是器材平台"智能化"。在市区 5 个群众运动重点集聚区，安装有氧、无氧、舒缓伸展、康复训练和益智休闲等 5 类共 1200 件智能型健身器材。在"浙里办"APP 上线"江山体育公共服务平台"，提供体育赛事活动查询、运动场馆预约、科学健身指导、运动器材维修等专业化服务。2021 年以来，已完成 3 万人次场馆预订订单。三是健身指导"就近化"。坚持政府、社会共同投资，村社、体育组织共同管理，按服务半径不大于 3 公里或服务人口不少于 5000 人的标准，建成百姓健身房 50 个，满足群众就近健身需求。③推广"体育＋"模式，提升全民健身品质。一是推广"体育＋教育"。在城区重点学校开展体育运动"一校一品牌"试点，推广足球、乒乓球、篮球等校园体育项目。二是推广"体育＋医养"。建设江山市国民体质监测中心，组织开展公益体质测试，逐步建立居民个人运动健康档案数据库。2020 年 9 月以来，在市人民医院推广药物、运动"双处方"治疗模式，医生针对患者的个人身体状况，开具针对性的药物和运动建议，目前已有 1200 余名患者"双处方"治疗，社会反响良好。三是推广"体育＋旅游"。推进"景区＋小镇＋特色村"体旅融合，建设"江郎山—廿八都"5A级景区百里生态健身步道,打造石门极限运动、贺村羽毛球、虎山举重等6个体育小镇和20个体育旅游特色村。

案例来源:江山市积极发展群众体育 打造全民健身的运动[EB/OL]. http://zjtyol.zjol. com. cn/202104/t20210414_22388001. shtml.

### 案例简析 >>>

江山市积极推进公共体育服务供给侧改革,发展群众身边的体育活动,探索体育与教育、医养、旅游等融合发展模式,通过丰富体育活动供给、坚持"政府＋市场"资金筹措、完善体育服务体系、推广"体育＋"模式等多样化举措,努力推动全民自觉健身、便利健身、科学健身,积极打造全民健身的运动之城,较好满足了群众各类健身需求。

## 第二节 深化体医融合

2020年9月22日,习近平总书记在教育文化卫生体育领域专家代表座谈会上发表重要讲话,提出"要推动健康关口前移,建立体育和卫生健康等部门协同、全社会共同参与的运动促进健康新模式"。

体医融合是推动全民健身与全民健康深度融合的主要抓手,是一种能够将体育运动与医学预防、临床诊疗以及康复结合,进而实现健康促进的创新健康服务模式。

### 一、"体医融合"的发展背景

我国"体医融合"源于我国古代运动促进健康与传统养生思想,是"体医结合"的升华,这与国际上推崇的"运动是良医"的理念相一致,其共同目标是健康促进。随着我国老龄化加剧和慢性病高发,单纯医学发展已无法控制慢性病的流行,要将"治病为中心"

的思想转变为"健康为中心"的思想,而体医融合是保障全民健康的必然选择和创新途径。

党的十八大以来,以习近平同志为核心的党中央坚持以人民为中心,把人民健康放在优先发展的战略地位,提出了"健康中国"战略。围绕该战略,国家出台了一系列政策,其中加强体医融合是其中重要的一部分。2016年10月,《"健康中国2030"规划纲要》明确提出通过"广泛开展全民健身运动,加强体医融合和非医疗健康干预,促进重点人群体育活动等方式提高全民身体素质"。该纲要从生活方式、健康知识及技能、健康监测、健康教育等方面加大宣传力度,实现"体医融合"的推广,推进全民健身与全民健康事业。2017年2月,《中国防治慢性病中长期规划(2017—2025年)》要求大力促进体医融合;2017年4月,《全民健康生活方式行动(2017—2025年)》提出要全面推进全民健身和全民健康的深度融合;2019年7月,《健康中国行动(2019—2030年)》提出通过推动体医结合、疾病管理和健康服务促进全民健康。这些政策的出台,表明国家高度重视体医融合工作,把全民健康提升到国家战略的位置,这将极大地推动我国体医融合的发展。

### 二、浙江体医融合工作持续推进

发展体医融合是落实习近平总书记健康中国建设重要指示的迫切需要,是回应群众关切的迫切需要。将体医融合融入健康中国的内涵,就是服务于全体人民健康身体、健康环境、健康经济、健康社会在内的四位一体的大健康,就是服务于人的生命全历程、服务于人的健康全过程。① 近年来,省体育局积极融入健康浙江建

---

① 李颖川.体医融合是将全民健身融入健康中国的重要途径[EB/OL].http://www.xinhuanet.com/sports/2017-04/11/c_1120789702.htm.

设,会同省卫健委共同研究推进体医融合工作。

积极整合体卫资源,加快推进"体医融合"。2015年,省体育局与省卫计委出台《关于基层医疗卫生机构开展体质测定与科学健身指导试点工作的指导意见》,开展体医融合试点,推进体质监测项目与常态化居民健康体检工作相结合,运动干预与家庭医生签约服务相结合。

发挥考核导向作用,鼓励各地探索"体医融合"新路径。加强与省健康办的主动对接,将"体医融合"纳入健康浙江考核,引导和鼓励基层探索"体医融合"新路径。如温州市体育部门与卫健部门联合创办面积达3000平方米的全省首家公立医院运动医学中心,2019年门诊量达3万人次。湖州市体育局与市第一人民医院在湖州市全民健身中心游泳馆设立"湖州市运动康复中心",现场开具"运动处方",并承担湖州市体育赛事活动的医疗保障服务。金华市体育局加强与金华职业技术学院等高校合作,组建运动健康智库,推动运动健康教育纳入高校体育人才培养方案,培养专业人才。①

坚持问题导向,加快培养"体医融合"复合人才。省体育局与省卫健委联合组织省内运动医学领域专家、慢病防控领域专家、运动人体科学领域专家、优秀教练员和优秀社会体育指导员等专业人员,为全省近2000余名基层医疗卫生机构医务人员、疾病预防控制中心健康促进相关人员、体育部门、体育组织相关人员及社会体育指导员开展"体医融合"业务培训,内容涉及运动与膳食营养、运动损伤预防和运动健身指导等专业知识。

---

① 单妙琴."健康中国"背景下金华市体医融合发展研究[J].科技资讯,2019,17(23):200-201.

加强体质监测,完善体质健康监测体系。建立了省、市、县和部分镇(街道)体质监测中心(站)、点,国民体质监测指标纳入健康浙江考核。截至 2020 年,浙江省达到《国民体质测定标准》"合格"等级以上的人数比例为 93.8％,浙江省国民体质合格率仅次于上海,走在全国前列。

### 三、"十四五"期间浙江体医融合的发展

体育是提高人民健康水平的重要途径。随着人们对"大健康"理念认识的不断深入,把运动健身作为一种生活方式贯穿于整个生命周期,建立体育和卫生健康等部门协同、全社会共同参与的运动促进健康新模式,已成为社会的广泛共识。促进体医融合发展、加快建立运动促进健康新模式对于推动健康关口前移,实现以治病为中心到以人民健康为中心转变具有重要作用。

#### (一)坚持战略思维,牢固树立多元融合理念

树立大健康、大体育的理念,发挥体育在健康促进、疾病预防和康复养老等方面的独特优势,推进体育与卫生健康在理念、政策、机制、规划、组织、设施、队伍、活动等方面深度融合,不断丰富融合形式,拓展融合范围,提升融合层次。联合相关职能部门,研究制定进一步推动运动促进健康"体医融合"实施意见,构建具有浙江特色的"体医融合"运动促进健康新型健康管理和健康服务体系。①

#### (二)强化工作力量,建立完善多元化体医融合机构

总结推广浙江"体医融合"试点工作经验,建设覆盖城乡、结构合理、功能完善的省、市、县(市、区)、乡镇(街道)"运动促进健康指

---

① 刘国永.实施全民健身战略,推进健康中国建设[J].体育科学,2016,36(12):3-10.

导中心(站)"。拓展各级国民体质监测中心(站点)站点"运动促进健康"服务功能。推进设区市、县两级国民体质监测中心(站点)与卫生医疗部门合作,拓展"运动促进健康"应用场景,形成设区市有场地、有专人、有设备、有经费、有服务、有科研、有指导、有培训的"八有"服务体系和县级有场地、有专人、有设备、有经费、有服务的"五有"服务体系。引导和支持乡镇、街道、社区、企事业单位及体育健身机构、健康管理机构等建立国民体质监测站(点)。

**(三)坚持人才优先,加快培养"体医融合"复合型专业人才**

建立社会体育指导员培训、管理、运行、作用发挥长效机制。加强与卫生部门在运动健康人才培养上的协同联动,鼓励更多的卫生人员加入到社会体育指导员队伍。开展全省体医融合"运动促进健康"培训,引入运动处方师培训计划。积极探索在体育院校、医学院校设置"体医融合"的相关课程,为"健康浙江"建设培养更多的复合型专业人才。全省选拔"体卫融合"百人专家团队,开展线上线下相结合的运动健康干预与科学健身指导。

**(四)开展青少年体质健康关爱计划**

贯彻落实《国务院办公厅关于强化学校体育促进学生身心健康全面发展的意见》《中小学校体育工作评估办法》等文件精神,全面推进学校四项联赛、校园足球、学生体质健康测试等工作,加强对学校体育健康工作的过程管理。依托专业医疗卫生机构和设区市运动医学和健身指导门诊,将运动干预措施融入青少年近视防控、营养健康干预、脊柱侧弯防治等医疗卫生服务项目,将《体育与健康》教材作为九年义务教育素质教育必修科目,传授运动及健康系统理论知识。鼓励各类体育社团送体育项目进校园活动,培养青少年掌握 2 项及以上运动技能。

### （五）坚持数字赋能，着力提升"体医融合"质量

围绕数字浙江建设，组织运动健身、预防医学、临床医学、营养学、中医养生、生物信息等方面专家，运用生物、大数据、物联网等现代科学技术，建立全民健身和全民健康深度融合数字化、智能化管理平台和全民健身运动处方库，在运动促进健康、慢病人群运动干预、少年儿童生长发育、老年人健康保健等领域开展深度研究，不断提升"体医融合"质量。

### （六）发挥市场作用，推进体育产业和健康产业融合发展

以体育产业基地、运动休闲基地、健康养生小镇等为依托，融合多元业态，推动健身健康融入产业规划、市场布局、企业运营、品牌推广等全过程。鼓励企业开发健身健康技术装备、健康监测设备、可穿戴式健身产品、运动健康保险等，促进体育产业与健康产业融合发展，形成新型业态，助力社会经济发展。将体医融合相关产业纳入省、市、县各级体育产业引导资金支持范围。

### （七）加强宣传引导，大力倡导主体健康观

充分利用各类媒体，强化舆论宣传，普及运动促进健康专业知识，倡导"每个人是自己健康第一责任人"的理念，营造全社会关注和重视健康的良好氛围。深入实施全民健康生活方式行动，推广"未病先防"理念，加强体育治未病与中医康复医疗方面融合，发挥中医养生功法、健身气功在运动康复等方面的特色作用。推广国家体育锻炼标准达标活动，通过举办省幼儿体育大会、省老年体育运动会、省妇女运动会、省农村文化礼堂运动会等全民健身系列品牌赛事活动，示范引领群众积极参与赛事活动。

◆◆ 案例 9-3

## 上虞打造"体医融合"发展新模式

2018年,浙江绍兴上虞区就开始"体医结合"试点工作,体质测试工作一直走在全省前列。自2020年6月起,根据浙江省社会力量办体育改革试点项目要求,上虞区积极申请"鼓励社会机构开办体质测定和运动康复机构"试点项目,主要做法包括:整合资源,做好全区国民体质监测抽样检测;共建体医融合与健康促进公共卫生服务新模式;推广免费运动康复项目;建设区全民科学健身公共服务平台——上虞体育微信公众号等。上虞区运动康复指导中心的成立,标志着"鼓励社会机构开办体质测定和运动康复机构"省级试点项目取得新的进展。

运动康复指导中心重点在于推广免费运动康复项目,主要由区全民健身领导小组、区体育总会、区教育体育局委托区社会体育指导员协会与浙江越秀外国语学院进行技术层面合作,内容涵盖全民科学健身公共服务平台构建、全区国民体质抽样监测、体医融合站点建设等,并邀请13位国内知名运动康复相关专业专家,为广大运动爱好者提供科学健身知识讲座、运动康复专家线上线下咨询指导、免费运动康复训练等服务。

区教体局相关负责人介绍说,这是我区自"鼓励社会机构开办体质测定和运动康复机构"的试点工作开展以来,国民体质监测效率明显提高,从日测试样本数150人提高至200人,有效节约人力物力;已帮助14个乡镇街道卫生院完成医院建立国民体质监测站点工作;明显加大了全民科学健身公共服务平台更新频率,不断拓展服务内容,粉丝数量已超2500人;区运动康复指导项目设立至今已通过线上线下指导等方式,免费服务 300 余人,受到群众好评。

案例来源:打造"体医融合"发展新模式——上虞新闻网[EB/OL]. http://synews. zjol. com. cn/synews/system/2020/12/29/032859301. shtml.

## 案例简析 >>>

绍兴市通过政府购买服务的方式,依托智慧体育大数据平台,打造社会机构开办体质测定和运动康复机构的新模式。该模式不仅完成了全区国民体质监测抽样检测工作,而且共建了体医融合与健康促进公共卫生服务新方式,提供了免费运动康复项目,激发了广大居民参与健身与医疗共享模式的热情,广泛受到了群众的好评。

## ◆ 本章小结

党的十八大以来,习近平总书记先后发表了一系列关于体育的重要论述,充分体现了党中央对体育工作的高度重视和殷切期望,为推进体育改革发展、建设体育强国指明了方向。习近平总书记在浙江工作期间,明确提出文化大省和体育强省建设目标,为浙江体育干在实处、走在前列提供了重要遵循。关于民生体育,习近平总书记谆谆告诫我们:全民健身是全体人民增强体魄、健康生活的基础和保障,人民身体健康是全面建成小康社会的重要内涵,是每一个人成长和实现幸福生活的重要基础。[1] 同时,习近平总书记还强调,要紧紧围绕满足人民群众需求,构建更高水平的全民健身公共服务体系[2]。习近平总书记的重要批示和讲话精神,为浙江建

---

[1]　以习近平总书记体育思想为指引扎实推动体育强省建设. 国家体育总局网站, 2015-08-11.

[2]　构建更高水平的全民健身公共服务体系[EB/OL]. http://news. cnr. cn/dj/20201020/t20201020_525302061. shtml.

设高水平现代化体育强省,构建更高水平的全民健身公共服务体系,加速实现体医融合和体教融合指明了前进方向。

◆◆ **思考题**

1.体育健身场地器材短缺是全民健身公共服务体系的主要问题,但如何吸引更多的老百姓自觉参与体育健身活动则是一个难题。今后应如何推进这项工作?

2.浙江省在体医融合方面进行了一些创新尝试,但要把体医融合真正落到实处,还需要进一步深化改革,如何突破体制限制,把体育人才与医学人才有效融合起来?

3.在前期探索与所取得的成果基础上,如何吸收国内外体医融合的先进经验,结合浙江本土特点,构建体医融合的浙江模式,为浙江人民减少医疗开支,为国家医疗体系缓解压力?

◆◆ **拓展阅读**

1.国家体育总局.全民健身国家战略[M].北京:人民体育出版社,2017.

2.国家卫生与计划生育委员会."健康中国 2030"规划纲要辅导读本[M].杭州:人民卫生出版社,2017.

3.王金花.健康中国与全民健身的融合发展研究[M].北京:北京理工大学出版社,2018.

4.国家体育总局.全民健身指南[M].北京:北京体育大学出版社,2018.

5.陈华伟.社区体育资源配置理论与实证研究[M].北京:北京体育大学出版社,2018.